漢方 [改訂版]
処方解読マニュアル

金 兌勝（東海東医学研究会）編

作成背景：OTC、置き薬、医師による投薬など、漢方は多岐にわたって用いられている。以前は漢方専門を標榜する医療機関・医療提供施設のみが漢方を扱うといった状況であったが、漢方薬の保険適用、教育カリキュラムへの漢方の導入など、漢方の利用がどんどん一般化している。健康食品などにも、人参など生薬が用いられるケースも大変多い。その一方で、一部の専門家を除き、医療人の漢方・生薬の知識は極めて乏しい。漢方薬と言えども薬である。正しく用いなければトラブルは避けられない。最悪な事態は、現に漢方薬などによってトラブルが生じていても、患者はもちろんの事周囲で見守っているべき医療人までもがトラブルに気が付かないでその状況を放置してしまう事である。これでは何のために医療の専門家がいるのかわからない。この状況を打開すべく愛知県薬剤師会・漢方特別委員会（後に生涯教育特別委員会）では現場の医療人が漢方薬の処方意図を読み解き、目前の事態に適切に対処するためのヒントとして各種漢方マニュアルを作成した。これらのマニュアルが医療現場で少しでも役に立ち、一人でも多くの患者を守る手助けになればとの思いが強い。しかし、問題はそれほど単純ではない。やはり医療現場を預かる者の多くが漢方理論を身に付ける必要があるようである。そこで、愛知県薬剤師会で作成した各種マニュアルのうち、漢方を学習する上で便宜なものを改めて東海東医学研究会で全面的に改定したものがこの『漢方処方解読マニュアル』である。これから漢方を学ぼうとお考えの方、漢方に興味はあってもなかなか取っ付きが悪いとお感じの方の一助となれば幸いである。

東海東医学研究会

●本マニュアルの目的

漢方処方は、いわば生薬の組み合わせを示したレシピである。目前の患者の体調・病態を分析し、何が過剰で、何が不足しているのかを読み取り、その状況に必要な生薬を組み合わせていったものがいわゆる漢方薬なのである。2000年以上の年月の間積み重ねた経験が、古典的な処方の意図の中に凝集されている。さらに、現場の臨床家が独自の見解を加えて新たな処方を患者に合わせて作り出してゆく。過去の文献に紹介されているものだけでも数え切れないほどのレシピがある。現代日本においては製品化されていたり、製造の許認可の取れている処方だけでも200を超える処方がある。また、薬価収載されている生薬が200弱あり、その組み合わせから想像すると漢方家が処方する可能性のある漢方薬はとんでもない数にのぼる。これでは、対処のしようがないと思われがちであるが、**漢方の体系に則った処方は当然規則性がある。**十数種類の生薬を組み合わせた処方であっても、**核となる基本方剤**の組み合わせとして解釈すれば、案外容易に処方意図が読めてくる。そこで、五味前後の生薬の組み合わせからなり、多くの処方の核となる基本方剤を解説する事で、処方せん上の漢方処方の意図を読み取ったり、製品化された漢方処方の問題点を推測するヒントを提供する事が本マニュアルの目的である。まずは基本方剤の構成を理解していただきたい。その上で、参考に付した医科向け漢方エキスの構成生薬を眺めて、核となる基本方剤が「どう組み込まれているのか？」「処方全体の中でどんな位置を占めているのか？」を読み取っていただきたい。

●本書の見方

前 編 p1～

「漢方医学、基礎の基礎」：漢方を適切に取り扱うためには漢方独自の理論を身に付けておく必要がある。しかし、理論を身に付ける事は容易ではない。そこで、「漢方医学、基礎の基礎」では直感的で実利的な漢方理論の解説を試みた。本編の解説が紙面の関係上あまりに簡潔なので、ここで全体をまとめる意味で記した。初学者は、前編からお読みいただきたい。

「漢方医学、用語解説」：なまじ漢字を用いる事による混乱を避け、漢方用語に慣れていただくために、「用語解説」を付した。

本 編 p17～

25通りの基本作用、31種の基本方剤の構成と方意を解説した。

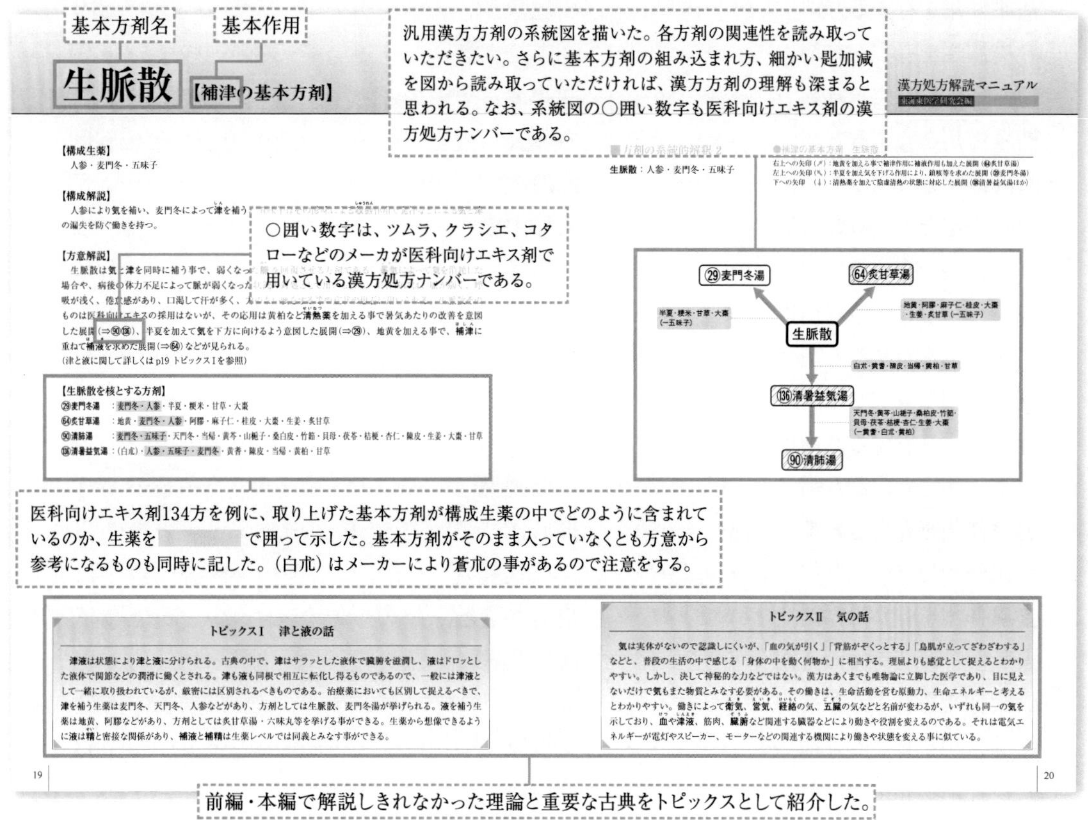

方剤の比較（代表的な漢方方剤に関する問題と解説） p79～

基本方剤の組み合わせだけではどうしても方剤の読解には不十分である。構成生薬の分量なども重要な要素には違いない。汎用性のある漢方方剤のうち、違いがわかりづらいものを10パターン取り上げ、使い分けの観点から解説を試みた。方剤の理解を深める助けとしていただきたい。ここで展開した手法で、入手し得る漢方薬の大半を理解できるものと考えられる。

生薬気味一覧表 p101～

さらなる参考として、本編の基本方剤解説に用いられた生薬単味の性質を巻末に付した。

漢方汎用方剤索引 p103～

汎用されている漢方方剤は、核となる基本方剤が複数含まれている事が多い。この複数含まれる基本方剤が一目でわかるよう最終ページに医科向けエキスを中心に索引を付した。ご活用願いたい。

本書の内容は、NPO法人医療教育研究所の提供するe-ラーニングのコンテンツとして配信されている。合わせて活用いただきたい。

目次

前編

本編

トピックス

漢方医学、基礎の基礎

■漢方基礎理論を噛み砕く

漢方医学を学ぶ際に、どの入門書にも解説されている基礎哲学として、「**陰陽**理論・**五行**説・**運気**理論」がある。実際に、漢方医学が築かれた時代背景から考えて、この中国古典思想を無視して漢方医学を理解する事は不可能なのであろうと思われる。しかし、現代日本に生活する我々にとってこの中国古典思想は、かなり取っ付き難い障壁となっている事は事実であろう。理屈を一通り学んだ上であっても、知識として知っているだけでは、なかなか身に付くというレベルに至っておらず、漢方治療に活かせていない場合も多い。医学とは常に「患者ありき」の学問であり、人の生活に密着した実利が伴っていなければ意味がない。よって、**陰陽**理論で思考し、**運気**理論に従って行動できなければ、的確な治療に結び付かず役に立たないばかりか誤った治療を行なって患者の不利益を招きかねないのである。そこで、漢方をこれから学ぶ読者に対し、徹底的に実利的な漢方基礎の解説を試みてみたい。世に出ている一般の入門書とは随分異なる点もあろうかと思われるが、現場の役に立つモノになれば幸いである。

■虚と実のはなし

漢方治療の原則を理解していただくには、漢方医学の最も基本的な概念である**虚**と**実**の説明が必要であろう。

虚とは文字通り、むなしく空虚な状態を表わす。単純に表現すると「不足」を意味する。人が生命を維持する上でなくてはならない物質として、漢方医学では**気**・**血**・**津液**・**精**を挙げている。これらの四成分のいずれかが不足すると生命活動が円滑に行なわれない状態となり、いわゆる疾病となる。この不足した状態を**虚**もしくは**虚証**と表現するのである。目前の患者が、こうした**虚**の状態と判断されれば**補法**を用いて対処する事になる。

実は二通りの意味を示す。すなわち「充実」と「過剰」である。「充実」が意味するところは、過不足のない状態であり、身体で言うなら健康な状態を意味する。医学においては治療目標とならない状態であり、この状態は治療を要しない。対して「過剰」は、「充実」とはまったく異なる概念で、「病因が充満した状態」あるいは「病態が激しい状態」を意味する。困った事に、この**実**の概念を間違って解釈して、「充実」と「過剰」の区別ができていない入門書や解説本が多数見受けられるので注意が必要である。「身体の実」とか「気血の実」と表現する場合の**実**は、「充実」の意味として用いられ、治療を必要としない状態である。ところが「実証」だとか**実熱**、**邪実**と表現する場合の**実**は、明らかに「過剰」を意味し、治療が必要な病気の状態なのである。臨床においては**実証**つまり「過剰」な状態だと判断されれば**瀉法**を用いて対処する事になる。

六つの作用と三次元解釈

実際、患者の言葉から「虚している」とか「実の状態」などと訴えられる事はない。当然、患者の口からは、自覚し得る「冷えている」とか「乾いている」あるいは「肩がつまる」等の訴えが聞こえてくるばかりである。この事からも漢方薬の持つ作用の解釈は、患者の言葉を最大限活かす形でなされる方がより実利的である。

漢方的病理　ポイント：西洋医学的病名に引きずられない！！

虚・実　：言い換えると「不足・過剰」。
さらには、体質の虚実、病態の虚実をはっきり区別する事が必要。

身体を行(めぐ)る要素　：「気·血·津液」
身体の構成　：五臓（肝·心·脾·肺·腎）、経絡、三焦、肌肉、筋骨

症状を漢方的に分類すると…			漢方薬の薬性に当てはめると…
・生理物質の不足・機能低下	……虚	→	補法
・病理産物などの貯留・過剰作用	……実	→	瀉法
・冷え	……寒	→	温法
・熱感・ほてり	……熱	→	清法
・湿の過剰	……湿	→	乾法
・乾燥	……燥	→	潤法
・生理物質の停滞	……滞	→	行法
・気血の暴走、臓器機能の過剰	……走	→	鎮法

三次元解釈

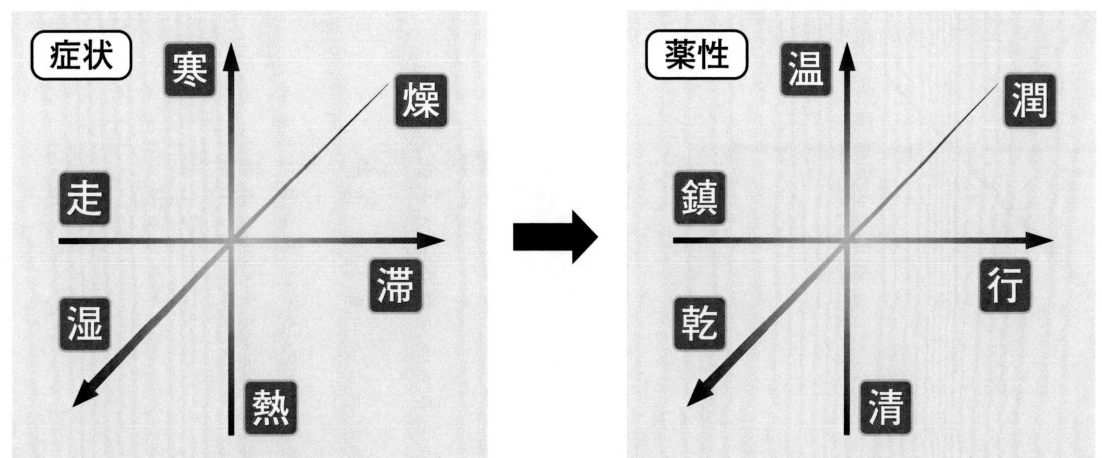

●病理を「**虚実**」と「**寒熱湿燥滞走**」で捉えたならば、その逆を施す事ができれば、そのまま治療となる。
●**補法**や**瀉法**を施した結果として患者の身体に現われる現象に目を向けると
「**温**める作用、**冷**やす（**清**）作用、**乾**かす作用、**潤**す作用、**行**(めぐ)らす作用、**鎮**める作用」の六つに分類できる。

このように、六つの薬性を三次元で捉えると、漢方処方の解釈もイメージしやすくなると思われる。
実際に試みてみると次のページのようになる。

漢方医学、基礎の基礎

方剤の三次元解釈による図示

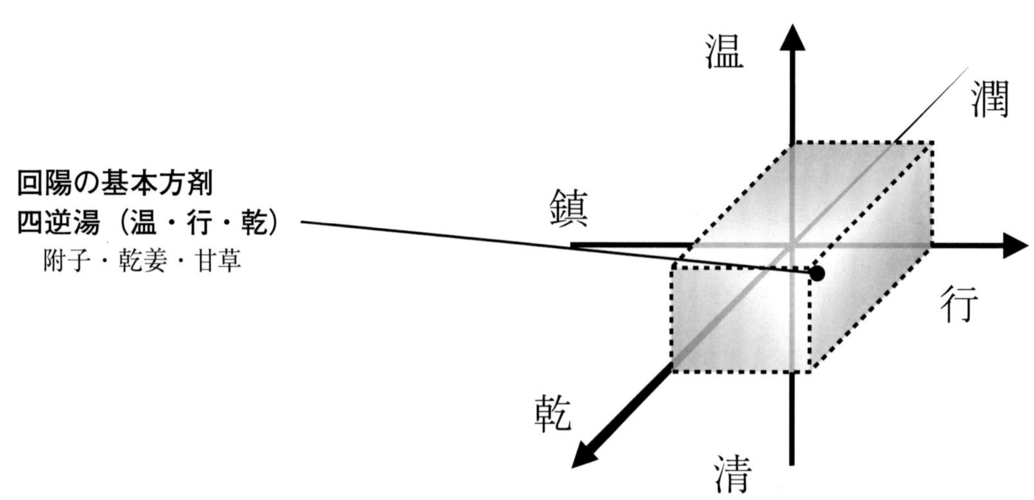

四逆湯の構成生薬は、附子・乾姜・甘草である。附子・乾姜は大変温補散寒に優れた作用を有し、ある程度の理気作用を併せ持つ。また、潤性を有する生薬は甘草のみで、全体としては強く温め、軽く行(めぐ)らし、やや燥性に働く。これを三次元の立体図形で図示すると、温める上方↑、行(めぐ)らす右方→、乾かす手前↙の方向に位置する。

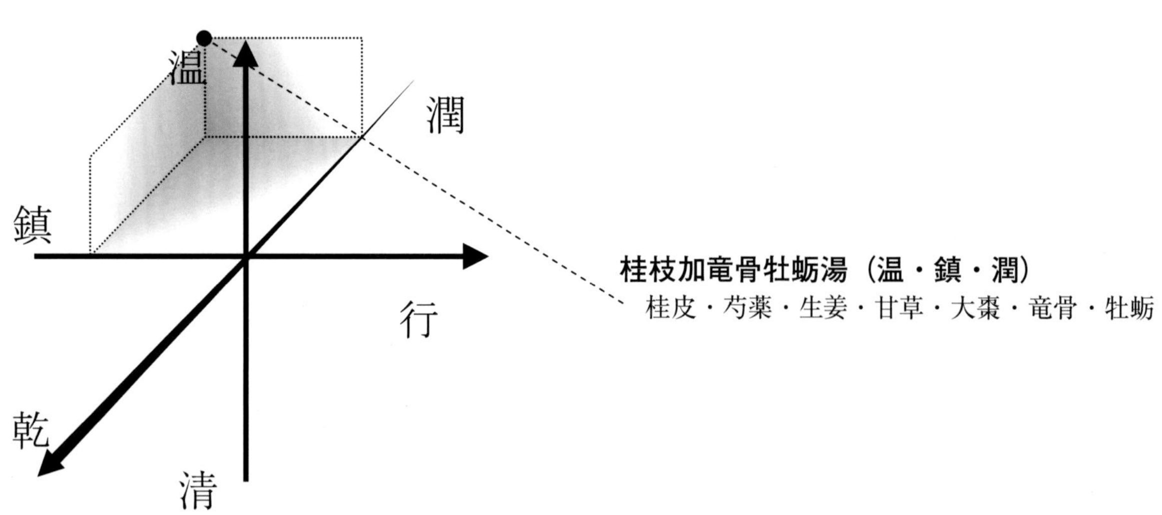

桂枝加竜骨牡蛎湯の構成生薬は、涼性の生薬はわずかに芍薬のみで甘草・竜骨・牡蛎は寒熱に偏らず平性で、桂皮・生姜が強く温める。桂皮・生姜は発汗作用を有しやや燥性に働くが、竜骨・牡蛎の弛緩作用で相殺されるので、全体としては芍薬・甘草・大棗の潤す作用が表に現われる。さらに竜骨・牡蛎の安神作用は気の行(めぐ)りを鎮める働きをする。これを三次元の立体図形で図示すると、温める上方↑、鎮める左方←、潤す向こう側↗の方向に位置する。

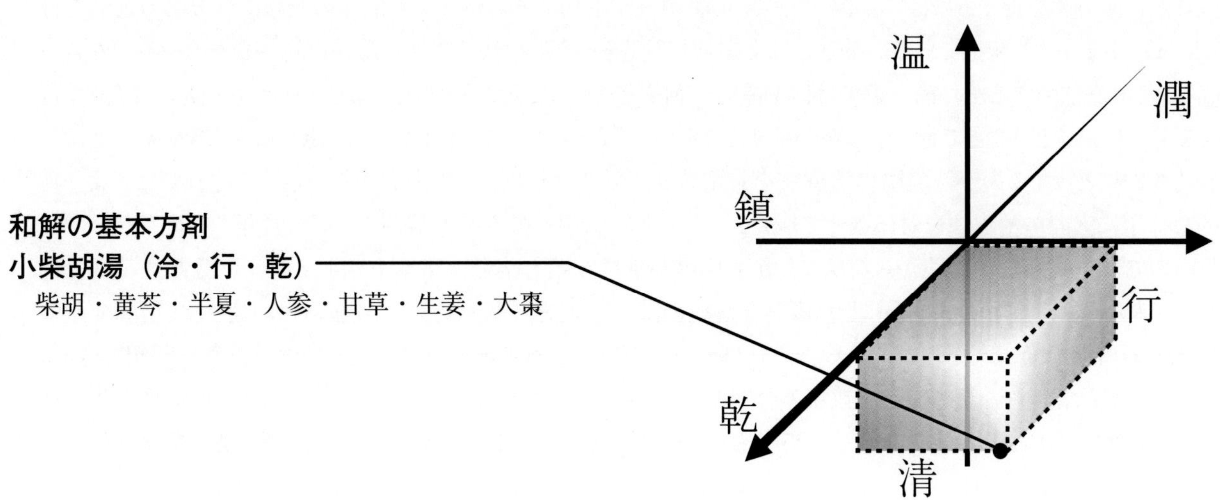

小柴胡湯の構成生薬は、温性の生薬はわずかに生姜・人参のみで柴胡・黄芩の強い涼性が前面に現われる。柴胡・半夏・生姜は理気作用に優れ全体として行らす作用が発揮される。潤す作用は人参・甘草・大棗で量的に少ない事もあり作用は弱く、燥性の黄芩・半夏が表に現われる。これを三次元の立体図形で図示すると、冷やす（清）下方↓、行らす右方→、乾かす手前↙の方向に位置する。

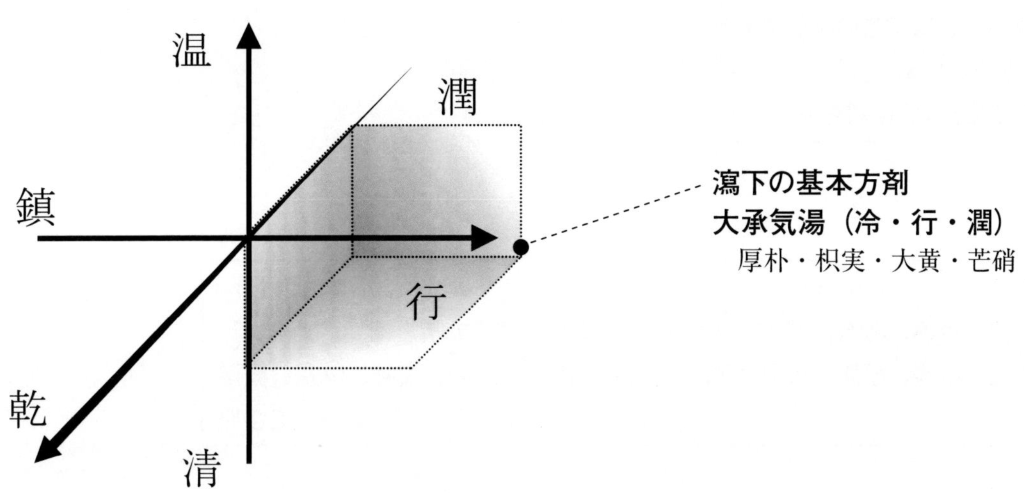

大承気湯の構成生薬は、大黄が強い涼性を持つほか、温性の生薬はない。また、厚朴・枳実・大黄共に理気作用・去邪に優れ行らせる方剤となっている。厚朴・枳実・大黄による瀉下が過ぎれば脱水に働く可能性があるが、芒硝の潤性を考えると方剤の性質としては潤性と言える。これを三次元の立体図形で図示すると、冷やす（清）下方↓、行らす右方→、潤す向こう側↗の方向に位置する。

漢方医学、基礎の基礎

より具体的な作用（25 通りの基本作用と 31 種の基本方剤）

大まかに漢方薬を捉えるには「補瀉」「三次元解釈」が有用であるが、いざ治療のために漢方薬の選別を行なうには、あまりに大雑把である。**補法**とは文字通り不足を補う治療法であり、**瀉法**は過剰なものや不要なものを取り除く治療法であるが、**補**・**瀉**では何を補い、何をどうやって除こうとしているのかわからない。また、「**行**らせる」とは何をどうやって行らすのかが見えてこない。「六つの作用」にしても、「**温**める」「**冷**やす」と言っても具体的にどうするのか、実際の治療法を対応させて見なければ、やはりわかりづらい。それでは、より具体的な作用に実際の治療法を対応させてみよう。しかし、入手し得る漢方製剤をすべて理解し対応させる事は難しいので、単純な構成生薬からなり、しかも作用が単純な漢方薬を「基本方剤」と考え、分類する事で対応させてみよう。そうすれば、手にした複雑な構成の漢方製剤を「基本方剤」の組み合わせとして解釈する事ができ、短時間で漢方薬を理解できる。そればかりでなく、日本で流通している大半の漢方薬を解釈できる。さらには、製品化された漢方薬を複数組み合わせて用いる事によって、無数の病態に対応する可能性が生まれてくる。本書では本編の各論において、25 通りの基本作用を基に 31 種の基本方剤を選別し解説を試みた。この 31 種の基本方剤をご理解いただければ、入手し得る漢方製剤の大半の処方意図を読み取る事ができる。医科向けのエキス剤なら、各論右手に記した漢方製剤の系統図が理解の助けとなるであろう。この方剤の系統図はあくまでも参考として付したものであり、決まった解釈ではない事を合わせてご理解願いたい。考え方によっては幾通りもの系統図を作る事ができるのである。

では、まずは「基本方剤の定義」から

基本方剤
①構成生薬が 4 ～ 5 味程度の少数である。
②作用がシンプルである。
③他の方剤中で核となる役割を担う。

次に「25 通りの基本作用」を記す。

25 通りの基本作用（シンプルな作用）
補気、昇提、回陽、清熱、和解、寛胸、去風湿、除飲、燥湿、去痰、補津、補血、補精、理気、活血、解表、解肌、去風、涌吐、瀉下、排膿、開竅、安神、熄風、固渋
※解説は用語解説と各論を参照

先にあげた 25 通りの基本作用を、「補法・瀉法・行法」に当てはめると以下のようになる。

25 通りの基本作用の「補法・瀉法・行法」による分類
補法：補気・補津・補血・補精・回陽・解肌・熄風・安神・固渋
瀉法：解表・理気・活血・去風・去風湿・除飲・燥湿・去痰・清熱・涌吐・瀉下・排膿
行法：昇提・解表・解肌・理気・和解・活血・寛胸・開竅
※上記の「行法」は補瀉を兼ねるものが多く、＝は「補法」と、＿は「瀉法」と重複。
※「行法」という表現は古典的な漢方にはない。便宜上の造語である。

25通りの基本作用と31種の基本方剤

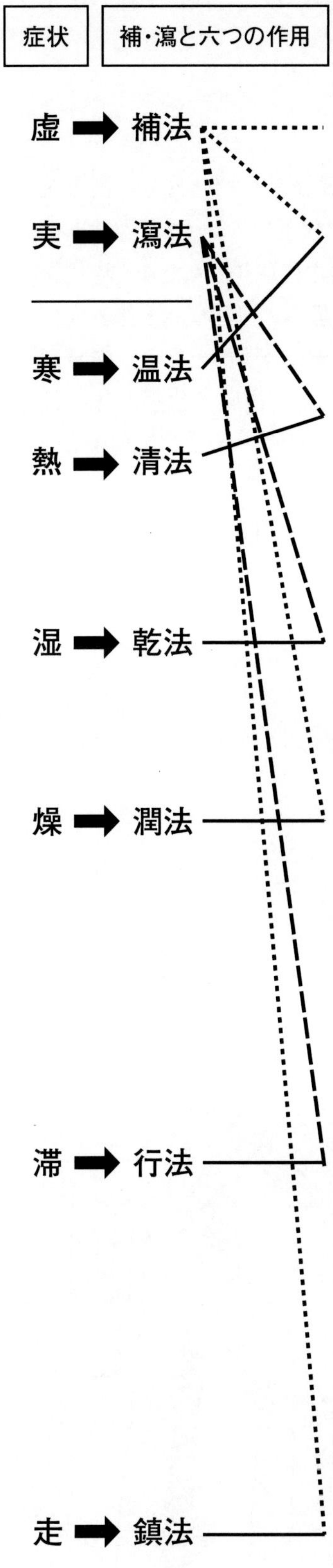

症状	補・瀉と六つの作用	25通りの基本作用		31種の基本方剤	ページ
		補気	「気」を補う作用	四君子湯	17
虚 ➡	補法	昇提	「気」を持ち上げる作用	補中益気湯	21
実 ➡	瀉法	回陽	温める作用	四逆湯	27
				大建中湯	29
		清熱	冷やす作用、「清」は「冷ます」	白虎湯	59
寒 ➡	温法			黄連解毒湯	61
				犀角地黄湯	63
熱 ➡	清法	和解	上下をかき混ぜる作用	小柴胡湯	41
		寛胸	胸下のつまりを除く作用	小陥胸湯	57
		去風湿	「風」と「湿」を除く作用	防己黄耆湯	49
		除飲	ジャブジャブした「飲」を除く作用	五苓散	51
湿 ➡	乾法	燥湿	ジメジメした「湿」を除く作用	平胃散	53
		去痰	ヌルヌルした「痰」を除く作用	二陳湯	55
		補津	「津」を補い、潤す作用	生脈散	19
燥 ➡	潤法	補血	「血」を補う作用	四物湯	23
		補精	「精」を補う作用	六味丸	25
		理気	停滞した「気」を行らせる作用	四逆散	37
				香蘇散	39
		活血	停滞した「血」を行らせる作用	桂枝茯苓丸	45
		解表	「発汗」により気の停滞を除く作用	麻黄湯	31
				越婢湯	33
滞 ➡	行法	解肌	「発汗」により気の停滞を除く作用	桂枝湯	35
		去風	「外風」を除く作用	川芎茶調散	47
		涌吐	吐かせる事で胸のつまりを除く作用	瓜蒂散	65
		瀉下	下す事で諸々の滞りを除く作用	大承気湯	67
		排膿	膿を排出させる作用	桔梗湯	69
		開竅	「心竅」を開き覚醒させる作用	牛黄清心丸	77
		安神	精神を落ち着かせる作用	酸棗仁湯	71
走 ➡	鎮法			磁朱丸	73
		熄風	「内風」を除く作用	抑肝散	43
		固渋	汗・尿など過度な排泄を止める作用	牡蛎散	75

漢方医学、基礎の基礎

p5 の 25 通りの基本作用に具体的な生薬を当てはめたものが、本編に示す 31 種の基本方剤である。**回陽**作用、**清熱**作用、**理気**作用、**解表**作用、**安神**作用は基本方剤と考えられるものが複数あるので、合計 31 種の基本方剤となった（p6）。詳しくは各論をご覧いただきたい。

■作用部位の話（経絡面と五臓六腑）

先に取り上げた 25 通りの基本作用を、身体のどの部位に働かせるかも治療上重要なポイントとなる。漢方医学は 2000 年以上前に、診断・治療体系の基本を築き上げた医学である。当然、現代医学のような画像診断などを活用する術は存在しない。今後、そのようなハイテクを漢方医学が診断体系の中に取り込んでゆく時代がくるかもしれないが、現時点では無理な相談である。漢方医学の診断においては、患者の自覚症状と体表面に現われる所見から内臓の状態を類推する。脈診や腹診などの触診、舌診等を含む望診が頼りとなる。内臓同士や体表面とは**経絡**と呼ばれる**気血**の通り道で繋がって連携をとっており、その関係で、内臓の状態が体表面に現われ、体表面に加えた刺激は内臓に伝わると考えられている。この**経絡**の連携を診断・治療に応用するのである。

具体的に体表面に現われた症状を例に考察してみよう。体表面に現われた発疹・発赤、痛みや冷え、ほてりは、発症した部位と関連の深い臓腑の症状と捉える事ができる。

■口周りのニキビやデキモノの例

頭部の正面である口の周囲にできた発疹は、胃の症状と考えられる。
※単純経絡面の図を参照　前面：陽明経は、胃と大腸の管轄部位である。

■脇にできた帯状疱疹の例

脇に生じた帯状疱疹は、身体の側面の症状であり、**胆**の**湿熱**と判断できる。
※帯状疱疹は患部の熱感を伴った痒みと水泡が主な症状で、**湿熱**と考えられる。
※単純経絡面の図を参照　側面：**少陽経**は、**胆**と**三焦**の管轄部位である。

■面で捉える単純経絡（単純経絡面）

※右の図は身体を前面・側面・背面・内面の四つの面で
単純化して捉えたものである。

前面：陽明経（胃・大腸）
側面：少陽経（胆・三焦）
背面：太陽経（膀胱・小腸）

内面：陰経（五臓）

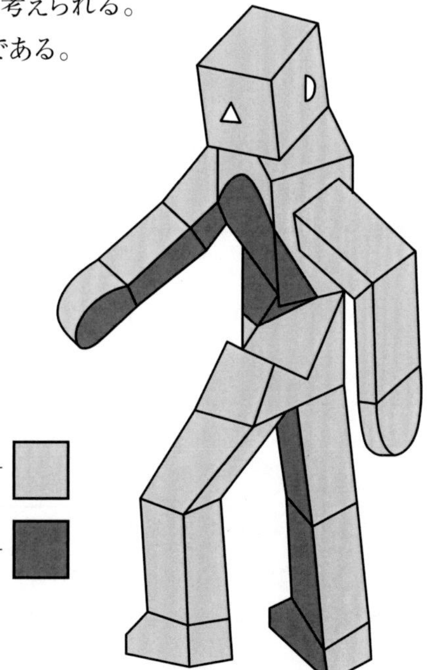

単純経絡面の図

五臓の働き（※働きの詳細は、用語解説参照）

肝～①疏泄を主る　②血を蔵す　③筋を主る　④目に開竅す

心～①血脈を主る　②神明を主る　③舌に開竅す

脾～①運化を主る　②血を統す　③昇提を主る　④口に開竅す

肺～①呼吸を主る　②気を主る　③宣発粛降を主る　④水道を通調す　⑤皮毛に合す　⑥鼻に開竅す

腎～①精を蔵し，発育生殖を主る　②水を主る　③納気を主る　④髄骨を生じ脳に通ず　⑤二陰に開竅す

身体生理の大半を**五臓六腑**の機能として解釈する漢方では、その治療において**五臓六腑**の状態把握は大変重要である。同様に治療の多くは**五臓六腑**の機能改善という事になる。具体的には、発赤や痛みといった体表面に現われる症状は p7 の「面で捉える単純経絡」で触れたような、**経絡**の概念で**臓腑**との関連付けをする。また、身体表面の観察からはわかり難いものは自覚症状などを頼りに、上記の「五臓の働き」で示す**臓腑**の機能を目安に**五臓六腑**の状態把握を試みるのである。把握ができれば、その状態にあった治療法をチョイスするのである。漢方において、生薬にはどの**臓腑・経絡**に作用するのかといった分類がすでになされており、漢方製剤はその知識を元に組み立てられているのである。

※生薬の働く部位に関しては、「生薬気味一覧表」（p101）の表を参照の事。

病邪・六淫

漢方医学において**邪**あるいは**邪気**とは、病気を引き起こす原因の事である。身体の機能を狂わせるものなら何でも**邪**と言える。生命活動になくてはならない**気・血・津液**は常に行ってこそ生理的な働きをするのであるが、これらも流動性を失って澱むと何らかの疾病を引き起こすから、やはり**邪**となる。また、身体に影響を及ぼす自然界の変化や動きを六つに分類して**六気**と呼ぶが、これらも病気を引き起こすほどの悪影響を身体に及ぼせば**邪**とみなし、**六淫**と呼ぶ。**六淫**とは「**風・寒・暑・湿・燥・火**」の六つである。これらは常に**邪**なのではなく、身体に悪影響を及ぼして初めて**邪**とみなされる。複数の人が同じような「風」に吹かれていても、ある人は気持ちがよいと感じ、ある人は体が痛くなると感じるかもしれない。前者にとってはただの「風」であるが、後者にとっては悪影響を及ぼす**邪**なのであり、「**風邪**」と書いて「フウジャ」と呼ぶ。ちなみに「風邪」と書いて「カゼ」と読むと、感冒を意味する病名になるが、漢方では、**風邪**は病因の一つであり、病名を示す事はない。「**風・寒・暑・湿・燥・火**」各々の説明は、用語解説（p12）をご参照いただきたい。

漢方医学、基礎の基礎

■外感と内傷

外感と**内傷**の話に入る前に、身体を**表**と**裏**に二分する考え方を説明しよう。漢方の概念はそのほとんどが相対的であり、**表**の部位がしっかり決まっているわけではない。一般に皮膚や筋肉は**表**に相当し、内臓は**裏**を現わす事が多い。しかし、皮膚にも**表**と**裏**がある。この場合、およそ表皮が**表**となり、真皮が**裏**に相当すると考えられる。また、内臓である**肺**と**腎**を比較すると**肺**は**表**、**腎**は**裏**に分類される。**外感**・**内傷**を論じる場合は、体表面を**表**、内臓を**裏**と考えて差し支えない。大雑把に言えば、「**外感**」とは、**病邪**が**表**から**裏**へと進展する病であり、「**内傷**」とは**裏**から発症し、やがては**表**へも影響する疾患である事を踏まえて以下の記述を見ていただきたい。

■外感について

六淫が身体に影響を及ぼし疾病を引き起こす事を「**外感**」と称する。「**風**・**寒**・**暑**・**湿**・**燥**・**火**」の**六淫**のうち、身体へ直接影響を及ぼす邪気は**風邪**と**暑邪**で、急性疾患を引き起こす。「**寒**・**湿**・**燥**・**火**」等はよほどこれら邪気としての勢いが強ければ直接疾病を引き起こすが、一般には**風邪**がこれら四つの**気**と結合して**邪気**となる。すなわち**風寒**・**風湿**・**燥風**・**風熱**の**邪**である（※**火邪**は厳密には**熱邪**と区別する場合が多いが、同義とみなして差し支えない）。

風寒の邪と**風熱の邪**は、多彩な疾病を引き起こし、病状も時として短期に重篤化して生命に関わる状態を招くケースもある。そのため、**風寒**や**風熱**に関する疾病は古くから研究され、治療法の法則とも言うべき治療理論があり、方法論を展開した古典が存在する。**風寒**を扱った書籍が『傷寒論』であり、**風熱**を論じたものが温病学である。温病学を扱った書籍には『温病条弁』『温熱経緯』などがある。傷寒論と温病学は主に**風寒**と**風熱**を論じたものであるが、**六淫**中他の**邪**に関する内容も包括されており、**外感**病の治療法の大半は網羅されている。

内傷について

ストレスや感情面のトラブルによって内臓を損傷する疾病を**内傷**と称する。さらに、生まれつきの虚弱や、飲食・過労などの不摂生などの原因による内臓の消耗から発症する疾病まで含めて**内傷**と称する事もある。体外からの**邪気**を感受して発症する**外感**はその病態が体質に依存するよりも**六淫**によるところが大きく、特に**風寒**あるいは**風熱**によるところ大である。病態の進展にかなりのパターンがあり、自ずと治療法にも一定の定石が存在する。対して**内傷**は関連する臓器によって病状が異なり、関連する臓器の組み合わせによって多彩な病態を呈する事となる。従って**内傷**の治療法も多岐にわたり、**外感**病の治療のような一定の定石はなく、現われてくる病状に従って「**寒と熱、湿と燥、滞と走**」を把握し、**臓腑・気血の虚実**を考慮に入れて治療法を選別せねばならない。実際の臨床においては、まずは病態の「**寒・熱・湿・燥・滞・走**」を端的に捉えるだけでも、根本的な治療はできないまでも、大きな有害事象を招く事なく一定の治療成績を得る事ができる。さらに、深く病態を洞察する事ができれば、より治療法も深いものとなり大きな効果を期待できるようになる。その域に少しでも近づけるために気を付けるべきポイントが次に示す「**標と本**」の概念である。

※「走」とは気血等が暴走した状態を示す。

病の標と本

漢方の古典に記されている原則に「治病必求於本」という言葉がある。訓読すると「病を治するは、必ず本を求む」。すなわち、漢方の治療において重要な事は、疾病の根本を追求し対処する事が大切であるという意味である。例えば、一見して患者の顔が赤く熱のように見えても、よくよく観察すると手足の末端や胴の部位が冷えているケースがある。いわゆる「冷えのぼせ」の状態であるが、こんな患者に**冷やす**漢方薬を安易に与え続けると、患者はよくなるどころか体調を崩し別の疾患が現われてくる。患者の主訴が「顔のほてり」であり、当面の対処であれば短期に**冷やす**薬を用いる事も当然あり得る。しかし、治療の根本が温めるべきケースである事も少なくない。実際に赤い顔をした「冷えのぼせ」の患者に対して、シンプルに**温める**方剤である八味丸を勧めて治癒する例がある。急性の疾患に対して当面の対処が優先される事も多数見受けられるが、そうであっても常に根本が何であるかを念頭に置き、必要に応じて治療法を切り替える事が肝要であろう。

漢方医学、基礎の基礎

漢方の病名

疼痛や吐気、下痢など、患者の体に現われる自覚的・他覚的な状態を「症状」と言う。特定の病因によって引き起こされる一連の症状のパターンを「証候」と呼ぶ。また、有史以来、繰り返し現われる「証候」に付けられた名称を「病名」と言う。漢方にも古くから伝わる数多くの「病名」があるが、現代日本においては、西洋医学も同じ病名を用いているので混乱を招いている。例えば、「**中風・脚気・痛風・麻疹・感冒**」などがその例である。これらは、元来は漢方医学にて用いられた用語であり、ある程度は治療法を確立した概念であったが、江戸後期に蘭方が伝来し、その翻訳に漢方用語が用いられた事による混乱が今日にも持ち越されている。現代医学の痛風に漢方を用いて効果がないからと言って、漢方は時代遅れとみなす事は甚だ論点がずれている。元来は**痛風**≠Gout であったにも関わらず、よく似た概念だからといって、無理やり**痛風**=Gout にしてしまったという状況を、漢方を学ぶ上で理解する必要があろう。こうした状況は病名に限った事ではない。例えば、貧血と**血虚**という概念である。当然、貧血≠**血虚**と解釈すべきである。もちろん、類似点はあるがその分、誤った解釈をしがちなので気を付けておきたい。

漢方医学の基礎と古典

これまで、実利を追求した漢方医学の概要を解説してきた。これらの考えが漢方医学の根底であろうと考えるが、所詮は概要に過ぎない。本書の内容をマスターされた方は、改めて漢方医学、あるいは中医学の入門書、概論書をお読みいただきたい。本書では紙面の関係上触れる事のできなかった基礎の知識をそれらの本で補っていただきたいのである。以前に漢方の入門書を読んで難しいと感じた方も、本書の内容を踏まえて改めて読み返していただくとあるいは以前とは違った面を発見できるかもしれない。先に書いたとおり、漢方はあくまでも医学であり、人の生活に密着した実利を求めた学問である。そうした観点で入門書をお読みいただくと、理論の理解度が格段に上がると思われるし、楽しみをも見出だしていただける事と確信する。

そして、入門書をマスターした方は、さらに漢方診断学や方剤学、治験例などにお進みいただければ、漢方相談を実施するための知識を習得いただけると思われる。実際に漢方相談を受ける段階に入られるなら、是非、漢方の古典にも触れていただきたい。人体は多彩であり、臨床は千差万別である。実践は予期せぬ事の連続であるから、わからない事、迷う事ばかりである。しかし、漢方医学は 2000 年以上の歴史の中で、無数の経験と培われた智恵を内在した学問であるから、古典の探索の中に何らかの答えを見付ける事ができるかもしれないのである。捨てておくにはあまりに惜しい。是非ともその奥深い世界を冒険していただきたい。

入門書：『わかる中医学入門』邱紅梅著　燎原書店
『基礎中医学』神戸中医研編　燎原書店
『中医入門』秦伯未原著　岩橋信種訳　谷口書店
『三大法則で解き明かす　漢方・中医学入門』梁哲成著　燎原書店
『古典に学ぶ鍼灸入門』新村勝資・土屋憲明共著　医道の日本社
分野別：『中医臨床のための方剤学』神戸中医研編　医歯薬出版
『古典に基づくエキス漢方方剤学』小川誠次著　メディカルユニコーン
『浅田宗伯方函口訣』　浅田宗伯原著　燎原書店
『中医臨床のための中薬学』神戸中医研編　医歯薬出版
『中医症状鑑別診断学　第 2 版』人民衛生出版社（中国書籍）
『中医証候鑑別診断学　第 2 版』人民衛生出版社（中国書籍）
辞書等：『漢方用語大辞典』創医会学術部編　燎原書店

漢方医学、用語解説

■陰陽理論・五行説・運気論（いんようりろん・ごぎょうせつ・うんきろん）

漢方医学が成立したであろう時代の中国古典哲学。元来は農業を営む上で必要とされる情報収集として、季節の移り変わりや天候の変化等、気象を分析する中で形成された。後に易学として集大成されたが、古代中国では自然科学の基礎哲学としても用いられ、医学にも活用された。

■陰陽理論（いんようりろん）

物事、生理現象など様々なものを陰と陽とに二分する分類法。陰とは静的で硬く冷たいイメージ、陽とは動的で柔らかく温かいイメージの概念を示す。

陽	天	火	熱	表	気	経	腑	外	上	分散
陰	地	水	寒	裏	血	絡	臓	内	下	凝集

■五行説（ごぎょうせつ）

五行とは「木･火･土･金･水」の五つの要素からなり、それらが互いに影響し合う力関係を示したものである。相手に対してアクセルに働く関係を「相生」と言い、木⇒火⇒土⇒金⇒水⇒木の順に作用する。ブレーキに働く関係を「相剋」と呼び、木→土→水→火→金→木の順に作用する。漢方では主に五臓を配当し、その力関係や連携を示す指標として用いる。

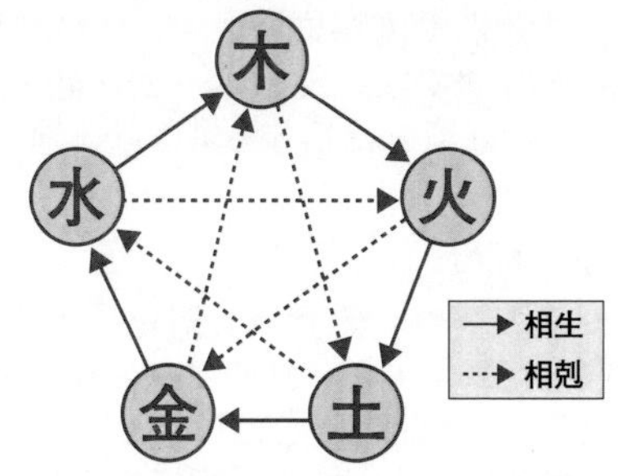

■運気論（うんきろん）

五運六気とも称される。五運とは五行の運行を示し、六気とは気象に関わる「風・寒・暑・湿・燥・火」の六つ気の変化を指す。この五運六気の変化を示したものに十干十二支がある。漢方では気候などの変化と身体への影響を分析する場合に用いる。

■気（き）

意思、動作、血や水の循環など体の様々なものを動かすための生命エネルギー。その働きを五つに分類すると、推導作用、気化作用、温煦作用、昇提作用、固摂作用に分けられる。気は、身体においては全身を隅々まで行（めぐ）り、生命や精神などにおける活動を担う。この行（めぐ）りを正常に保つ事が健康の維持となる。

■血（けつ）

身体を流れる赤い液体（血だけで流れる事はない）。栄養素を豊富に含み、全身を流れて各器官に栄養と潤いを与える。また、精神活動における実体的な源となる。

■津液（しんえき）

リンパ液や涙、唾液など透明で生理的な体液（尿などの老廃物、痰などの病理産物は除く）を示す。「津」はさらっとしていて肌や内臓の保湿に、「液」は粘りがあり関節の潤滑に働く。

■精（せい）

生命のエッセンス。つまり生命活動の根源となり、成長や発育を促進する物質的な源。また生殖と生命活動を維持する。これが充実していれば外界に適応し、病気になり難くなる。先天・後天に二分される。先天の精は父母から受け継いだもの。後天の精は飲食物により作られるものを示す。腎に貯蔵される。

■三焦（さんしょう）

六腑の一つ。津液の行（めぐ）る通路。解剖学的には腸間膜のようなものを示したと考えられる。上中下に三分され、それぞれ隣接した五臓と協調して働く。

上焦は胸部（心、肺）。循環、呼吸を主に関与する。
中焦は上腹部（脾胃、肝、胆）。消化、代謝を主に関与する。
下焦は下腹部（腎、膀胱）。泌尿、生殖、排泄を主に関与する。

漢方医学、用語解説

■経絡（けいらく）

気血が行る通路。太いものから経脈、絡脈、孫絡、経筋に分類される。おおまかに縦に走るのが経脈、横に走るのが絡脈と捉える事ができる。臓腑や器官、体表などを繋ぐ連絡網の働きを持つ。分布に関しては、「p7 漢方医学基礎の基礎　面で捉える単純経絡」を参照。

■肝（かん）

五臓の一つ。血の貯蔵庫であり、血の調節を行う（血を蔵す）。全身の気を円滑に運行させ、精神、情緒を安定させる（疏泄を主る）。また筋肉、目の働きの管理も行なう（筋を主る、目に開竅す）。憤慨の感情である“怒”は肝から発せられ、同時に“怒”は肝に影響を与える。

■心（しん）

五臓の一つ。血の循環の調節（血脈を主る）、精神活動を統括する（神明を主る）。
味覚の鑑別や流暢に発音するなど、舌の働きを維持する（舌に開竅す）。
※漢方医学では、「怒・喜・思・悲・恐」の感情、つまり五情はそれぞれ「肝・心・脾・肺・腎」に宿るとされ、これらの五情を統括する働きを「神」と呼び「心」の役割と考える。

■脾（ひ）

五臓の一つ。飲食物の消化、エネルギー吸収を管理する（運化を主る）。
吸収したエネルギーは肺に送られ（昇提を主る）、残渣は大腸に送られる。血が脈外に漏出するのを防ぐ（血を統る）。また味覚をはじめとし、口の生理機能を維持する（口に開竅す）。物事を考える“意”や“思”の動きは脾より発せられ、過度になると脾に影響を与える。

■肺（はい）

五臓の一つ。呼吸による、天空から気を取り入れる働き（呼吸を主る）。全身の気の分配の調節する（気を主る）。鼻、皮膚の生理機能を維持する（鼻に開竅す、皮毛に合す）。また汗の調節（宣発粛降を主る）など水液全般の代謝を調節する（水道を通調す）。

■腎（じん）

五臓の一つ。精の貯蔵庫であり、生殖、成長、発育を促す（精を蔵し、発育生殖を主る、髄骨を生じ脳に通ず）。水液の代謝、調節を行う（水を主る）。また呼吸の補助を行なっている（納気を主る）。尿道・生殖器・肛門の機能調整も腎の影響が大きいとされる（二陰に開竅す）。恐れの感情は腎より発せられ、過度の恐れは腎に影響を与える。

■胆（たん）

六腑の一つ。胆汁の貯蔵庫。また肝と関連して働く。“志”（決断力や計画性や意志などの精神活動）に深く関わる。

■胃（い）

六腑の一つ。飲食物の消化を行ない、それを小腸に送る。生命エネルギーである気の生成は、肺・脾・腎の管理・補助の下において胃が行なうと考える。治療の予後において順調な場合「胃気が実している」などと表現する事がある。

■小腸（しょうちょう）

六腑の一つ。胃から送られてきた消化物からエネルギーを取り出し、残渣（カス）とに分ける。心に大きく影響される。
※漢方医学では気の生成を胃が行なうと考えるため、小腸・大腸の働きを胃の機能の一部と捉え通常の生理病理ではことさらに小腸・大腸の働きを言わないことが多い。腸閉塞・便秘・腸癰などの特定の疾患においてのみ持ち出される事があるようである。

大腸（だいちょう）

六腑の一つ。小腸から受け取った残渣（カス）の中から養分と水分を吸収する。残りを便とし、一時的貯蔵と肛門からの排泄を行なう。肺との関連が深いとされる。

膀胱（ぼうこう）

六腑の一つ。尿の一時的貯蔵、排泄を行なう。腎と表裏の関係にあり、「腎・膀胱」のひとくくりで表現される事が多い。膀胱炎などの特定の疾患でのみ引き合いに出される。

補法（ほほう）

不足した気・血・津液・精を補う治療法の総称。治療の結果、温める作用を補陽、冷ます作用を補陰と表現する事もある。
※補陰・補陽の表現は多岐にわたる事を記憶しておくと、書籍を参照する際に混乱がない。

瀉法（しゃほう）

停滞して病理産物と化したものや、体外から進入してきた病邪を取り除く治療法の総称。

理気（りき）

滞った気を正常に行(めぐ)らせ、機能を回復させる治療法。または、逆向きに流れた気を正常な向きにする。

解表（げひょう）

邪気により行(めぐ)りを塞がれた体表の気を発汗などにより行(めぐ)らせる治療法。

清熱（せいねつ）

内部の熱を取り除き、熱邪を治療する方法。

補気（ほき）

足りない気を補う治療法。

補陽（ほよう）

回陽に同じ。陽気を補う治療法。また陽気を補いつつ温める治療法。

補陰（ほいん）

陰気を補う治療法。また陰気を補いつつ冷やす療法。陰気には、血・津液・精が含まれる。

補血（ほけつ）

不足した血を補う補陰療法の一つ。

活血（かっけつ）

滞った血を行(めぐ)らせる治療法。また再び滞らないようにする事。

和解（わかい）

治癒の一種で、汗、吐、下を起こす事なく体内で病邪を和らげる事。

去風（きょふう）

風邪を発散して除去する治療法の総称。解表・熄風も広義には去風に属する。風邪が多岐にわたった概念であるため、去風薬に相当する生薬も多数存在する。狭義には解表・熄風以外のものを去風薬とする分類もある。

漢方医学、用語解説

■去湿（きょしつ）

燥湿に同じ。過剰の津液、また流れが悪くなったためにできる体の役に立たなくなった動きの悪い水 (湿) を湿邪あるいは水毒と称する。これらを取り除く治療法を去湿と呼ぶ。

■去痰（きょたん）

痰は、湿よりも粘性が高く、肺からだけでなく、体中どこでも発生して気・血・津液の流れを妨げる。この痰を取り除く治療法を去痰と称する。

■去風湿（きょふうしつ）

「風邪」と「湿邪」を同時に取り除く作用の事。

■固摂（こせつ）

過剰な摂取、排泄（漏出）、出血を抑える気の作用。また下垂を防いで内蔵の位置を保つ作用。これにより汗、尿などの過剰な排泄や、頻尿、脱肛などの症状を抑える。

■固渋（こじゅう）

気の固摂作用を高める治療法。これにより過度の発汗、出血、脱肛などを防ぐ。

■安神（あんしん・あんじん）

精神状態を安定させる治療法。これにより動悸、不安感、不眠などを解消する。

■開竅（かいきょう）

邪気により塞がれた口、鼻、咽頭、眼目などの孔を開通させる治療法。または、塞いだ心を開き、精神活動を正常に保つ治療法。

■昇提（しょうてい）

身体の上方に気を注いだり、重力に抗して身体臓器を定位置に保持する気の作用の一つ。または治療法。この働きにより腹部の下垂感、脱肛、めまい、ふらつきなどを防ぐ。

■降気（こうき）

身体の下方に気を注いだり、上方に昇ってしまった気を下方に下げる治療法の一つ。この働きにより吐き気、のぼせによる頭痛などを防ぐ。

■補津（ほしん）

不足した津を補う補陰療法の一つ。

■補精（ほせい）

不足した精を補う補陰療法の一つ。

■解肌（げき）

汗法の一つ。瀉法に傾いた「解表」に対し、補法を重視した汗法を解肌と表現する。

■熄風（そくふう）

去風の一つ。身体内部で引き起こされた風邪（内風と呼ぶ）を除く事を他の去風作用と区別して熄風と呼ぶ。

除飲（じょいん）
去湿療法の一つ。湿邪を状態に応じて「湿・飲・痰」と三分し、飲を除く事に特化した療法。

寛胸（かんきょう）
降気・去痰を組み合わせ、胸膈に停滞した邪気を除く作用を寛胸と称する。臨床的に胸腹は身体の上下を結ぶ流通の場であると同時に、メンタル的な疾患とも関連が深い部位なので、寛胸作用は重要な意義を持つ。

涌吐（ようと）
別名吐法。胃や胸中にある病邪を吐かせることで取り除く治法。

瀉下（しゃげ）
腹部に停滞した病邪を下すことで取り除く治法。

排膿（はいのう）
膿を形成した疾患の治療法。膿の粘度を下げ排出しやすくする作用を示す。応用として去痰、乳汁促進などにも用いられる。

風（ふう）
六気、つまり自然界の気象現象の一つ。何らかの理由で健康を害するようになると風邪と呼ばれ六淫の一つとみなす。風邪の特徴は、①変化が迅速、②遊走性、移動性がある、③上半身、体表をおかす、④震え、めまいなど動揺を引き起こす、⑤他の邪気を先導する、などがある。

寒（かん）
六気の一つ。身体を害すると寒邪と呼ばれ六淫の一つとみなす。寒邪の特徴は、①冷やす、②汗孔を閉じたり、筋肉を収縮させる等の収斂性がある、③凝滞性がある、④陽気を損なう、などがある。

暑（しょ）
六気の一つ。身体を害すると暑邪と呼ばれ六淫の一つとみなす。暑邪の特徴は、①熱性がある、②汗孔を開くなどの発散性がある、③気や津液を消耗する、④湿邪と結びつく、などがある。

湿（しつ）
六気の一つ。身体を害すると湿邪と呼ばれ六淫の一つとみなす。湿邪の特徴は、①患部が重いと感じる等の沈重性がある、②症状が下半身に起こりやすい、③定着性がある、④粘膩性つまり分泌物や排泄物がネバネバ・ベトベトする、⑤脾を損なう、⑥気の運行を妨げる、などがある。

燥（そう）
六気の一つ。身体を害すると燥邪と呼ばれ六淫の一つとみなす。燥邪の特徴は、①乾燥する、②肺を損なう、などがある。

火（か）
熱とも表現する。六気の一つ。身体を害すると火邪あるいは熱邪と呼ばれ六淫の一つとみなす。火邪の特徴は、①熱感を伴う、②炎上性つまり上半身をおかしやすい、③神明つまり精神活動を損なう、④汗孔を開くなどの発散性がある、⑤気や津液を消耗する、⑥発疹や出血を引き起こす、⑦体内で風邪を引き起こし痙攣などの原因となる、などがある。

健脾（けんぴ）
脾の機能を回復させる作用。脾の状況に応じて、補気、去湿、補津等を選別・組み合わせて行なう。

四君子湯 【補気の基本方剤】

【構成生薬】
人参・白朮・茯苓・甘草(・生姜・大棗)

【構成解説】
人参・白朮・甘草が**補気**作用を持つ生薬であり、人参が主薬となる。白朮・茯苓は**湿邪**を除く作用を持ち、**健脾**に役立つ。**気**は食物から作られるので、**補気**の基本は食欲・消化吸収の改善であり**健脾**作用の生薬が主な構成となる。生姜の**補陽**・**健脾**、大棗の**補気**・**補陰**も補助として役立つが、急性症状で即効性を期待したい場合は除いて用いる。

【方意解説】
気とは、生命活動を営む原動力の事である。様々な器官の機能不全や、気力体力の消耗した状態を**気虚**と表現する。四君子湯は食欲不振などの消化器官の不全を主として、体力不足、カゼを引きやすい、気力がない、疲れやすいなど、イメージで捉えるならエネルギー不足を改善する目的で用いられる。諸処方の中では**補気**として働き、柴胡・升麻を加えると**気**を上方へ向けたり(⇒㊶)、逆に半夏を加える事で下方へ向ける(⇒㊲㊸㊼㊻)などの加減方がある。**補気**する事で**補血**を効果的に進めるため四物湯との合方もよく見られる(⇒㊽㊺⑱⑬)。**温める**作用を強調するため生姜を乾姜に変える展開(⇒㉜)や、陳皮・枳実を加えることで**気**を**行**らす事に治療のポイントをおいた展開(⇒㊾)と四君子湯の応用は広い。

【四君子湯を核とする方剤】

㉜人参湯	：乾姜・人参・(白朮)・甘草
㊲半夏白朮天麻湯	：半夏・陳皮・人参・白朮・茯苓・生姜・乾姜・天麻・黄耆・黄柏・麦芽・沢瀉
㊶補中益気湯	：黄耆・人参・(白朮)・甘草・生姜・大棗・柴胡・升麻・当帰・陳皮
㊸六君子湯	：半夏・陳皮・人参・(白朮)・茯苓・甘草・大棗・生姜
㊼釣藤散	：釣藤鈎・半夏・人参・茯苓・甘草・陳皮・菊花・石膏・麦門冬・防風・生姜
㊽十全大補湯	：人参・(白朮)・茯苓・甘草・地黄・当帰・芍薬・川芎・黄耆・桂皮
㊺帰脾湯	：黄耆・酸棗仁・人参・(白朮)・茯苓・甘草・生姜・遠志・大棗・当帰・木香・竜眼肉
㊻参蘇飲	：半夏・茯苓・人参・甘草・生姜・大棗・葛根・桔梗・陳皮・枳実・蘇葉・前胡
㊿女神散	：香附子・川芎・(白朮)・人参・甘草・当帰・黄芩・桂皮・檳榔子・黄連・丁子・木香
㊾茯苓飲	：人参・茯苓・(白朮)・生姜・陳皮・枳実
82桂枝人参湯	：乾姜・人参・(白朮)・甘草・桂皮
97大防風湯	：黄耆・人参・(白朮)・甘草・乾姜・大棗・地黄・芍薬・当帰・川芎・杜仲・牛膝・羌活・附子・防風
108人参養栄湯	：地黄・当帰・芍薬・白朮・茯苓・人参・甘草・黄耆・桂皮・遠志・陳皮・五味子
111清心蓮子飲	：黄耆・人参・茯苓・甘草・蓮肉・麦門冬・地骨皮・黄芩・車前子
116茯苓飲合半夏厚朴湯	：半夏・人参・茯苓・(白朮)・生姜・厚朴・陳皮・蘇葉・枳実
128啓脾湯	：人参・(白朮)・茯苓・甘草・沢瀉・山薬・陳皮・蓮肉・山査子
137加味帰脾湯	：黄耆・柴胡・(白朮)・人参・茯苓・甘草・生姜・遠志・山梔子・大棗・当帰・木香・酸棗仁・竜眼肉
参苓白朮散	：人参・白朮・茯苓・甘草・山薬・白扁豆・蓮肉・薏苡仁・砂仁・桔梗
玉屏風散	：黄耆・白朮・防風
独活寄生丸	：党参・茯苓・甘草・地黄・当帰・芍薬・川芎・独活・防風・秦艽・桑寄生・牛膝・杜仲・桂皮・細辛・生姜

■方剤の系統的解釈 1

四君子湯：

人参・白朮・茯苓・甘草（・生姜・大棗）

●補気の基本方剤　四君子湯

四君子湯の展開は、ベースに補気がある事を覚えておく必要がある。
上への矢印（↑）：補った気を身体上部へ向ける展開。（㊶補中益気湯）
右への矢印（→）：気を身体化方向へ下げる展開。（㊸六君子湯ほか）
左への矢印（←）：乾姜の活用により補陽に、つまり温める事に要点をおいた展開（㉜人参湯）
下への矢印（↓）：四物湯との合方により補血に要点をおいた展開（㊽十全大補湯ほか）

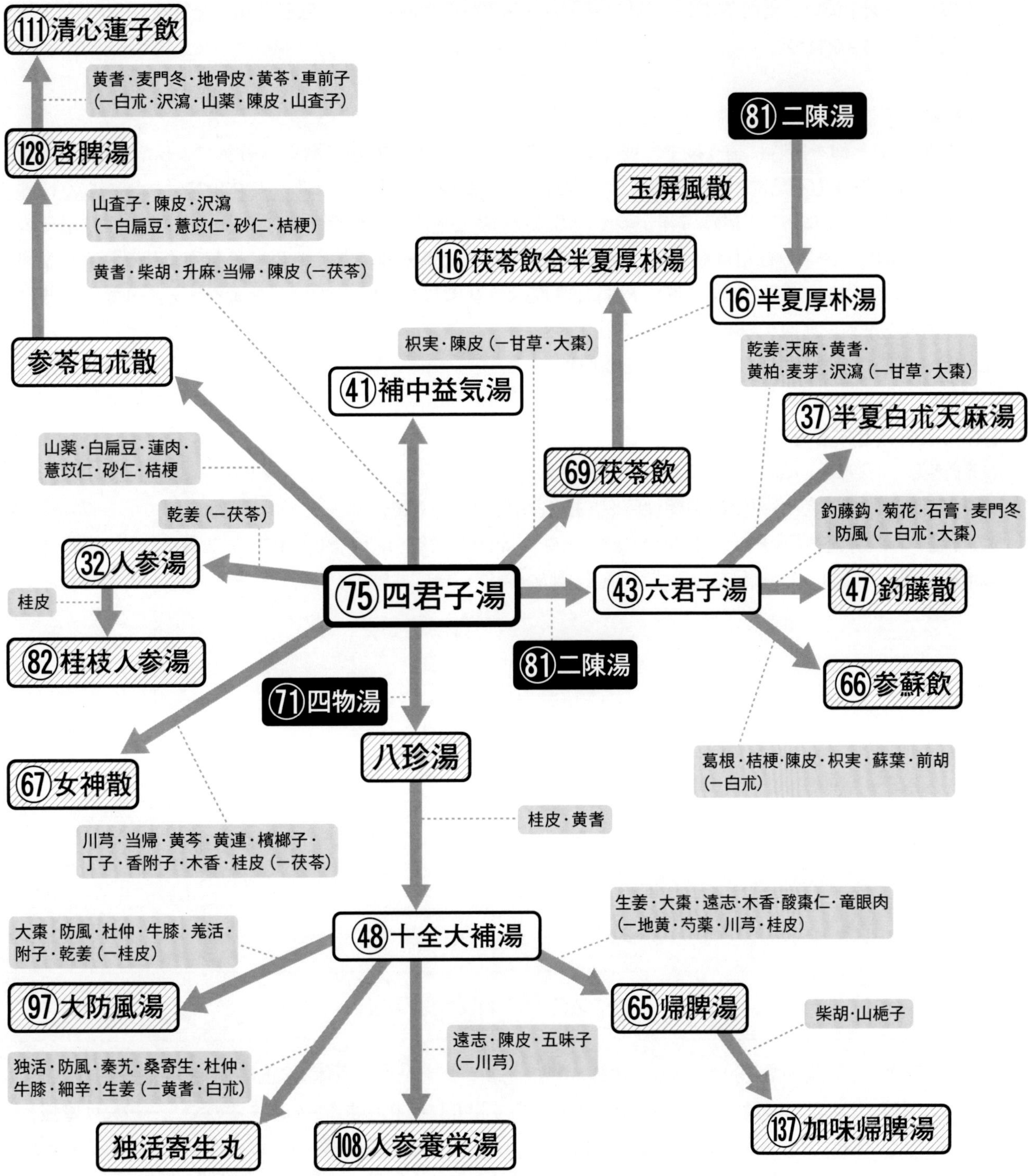

生脈散【補津の基本方剤】

【構成生薬】
人参・麦門冬・五味子

【構成解説】
人参により**気**を補い、麦門冬によって**津**を補う。五味子はその酸味による**収斂**作用で発汗などによる**気**と**津**の漏失を防ぐ働きを持つ。

【方意解説】
生脈散は**気**と**津**を同時に補う事で、弱くなった**脈**を回復させる方剤である。**暑気**によって**気**を消耗した場合や、病後の体力不足によって脈が弱くなった状況の対処として用いられる。具体的には、脈が弱く、呼吸が浅く、倦怠感があり、口渇して汗が多く、力のない咳をする等の症状の患者に用いられる。生脈散そのものは医科向けエキスの採用はないが、その応用は黄柏など**清熱薬**を加える事で暑気あたりの改善を意図した展開(⇒(90)(136))、半夏を加えて**気**を下方に向けるよう意図した展開(⇒㉙)、地黄を加える事で、**補津**に重ねて**補液**を求めた展開(⇒(64))などが見られる。
(津と液に関して詳しくは p19 トピックスⅠを参照)

【生脈散を核とする方剤】
㉙麦門冬湯　：麦門冬・人参・半夏・粳米・甘草・大棗
(64)炙甘草湯　：地黄・麦門冬・人参・阿膠・麻子仁・桂皮・大棗・生姜・炙甘草
(90)清肺湯　：麦門冬・五味子・天門冬・当帰・黄芩・山梔子・桑白皮・竹茹・貝母・茯苓・桔梗・杏仁・陳皮・生姜・大棗・甘草
(136)清暑益気湯：(白朮)・人参・五味子・麦門冬・黄耆・陳皮・当帰・黄柏・甘草

トピックスⅠ　津と液の話

津液は状態により**津**と**液**に分けられる。古典の中で、**津**はサラッとした液体で臓腑を滋潤し、**液**はドロッとした液体で関節などの潤滑に働くとされる。**津**も**液**も同根で相互に転化し得るものであるので、一般には**津液**として一緒に取り扱われているが、厳密には区別されるべきものである。治療薬においても区別して捉えるべきで、**津**を補う生薬は麦門冬、天門冬、人参などがあり、方剤としては生脈散、麦門冬湯が挙げられる。**液**を補う生薬は地黄、阿膠などがあり、方剤としては炙甘草湯・六味丸等を挙げる事ができる。生薬から想像できるように**液**は**精**と密接な関係があり、**補液**と**補精**は生薬レベルでは同義とみなす事ができる。

■方剤の系統的解釈 2

生脈散：人参・麦門冬・五味子

●補津の基本方剤　生脈散

右上への矢印（↗）：地黄を加える事で補津作用に補液作用も加えた展開（64炙甘草湯）
左上への矢印（↖）：半夏を加え気を下げる作用により、鎮咳等を求めた展開（29麦門冬湯）
下への矢印　（↓）：清熱薬を加えて陰虚清熱の状態に対応した展開（136清暑益気湯ほか）

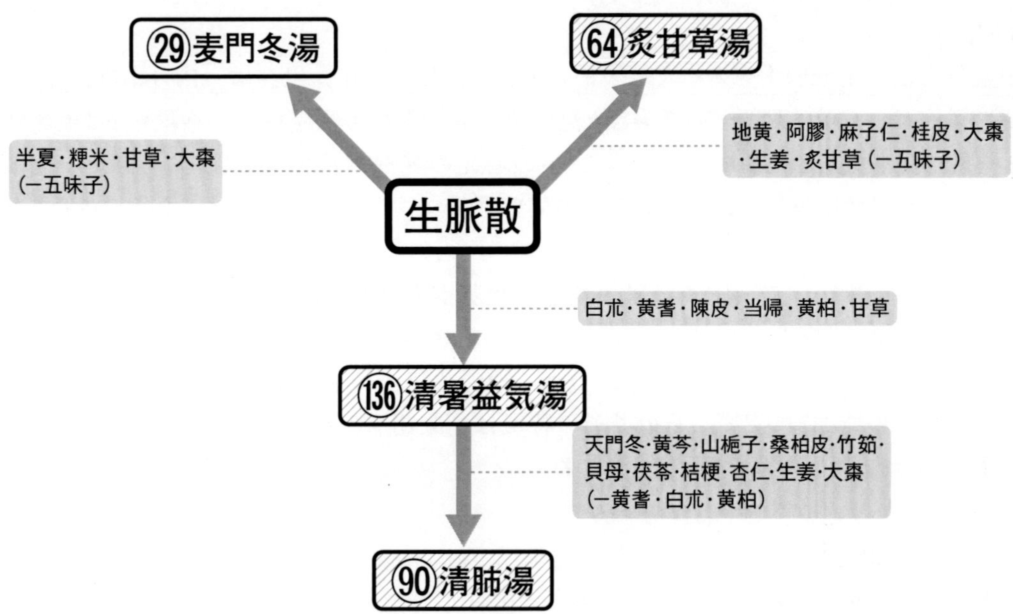

トピックスⅡ　気の話

気は実体がないので認識しにくいが、「血の気が引く」「背筋がぞくっとする」「鳥肌が立ってざわざわする」などと、普段の生活の中で感じる「身体の中を動く何物か」に相当する。理屈よりも感覚として捉えるとわかりやすい。しかし、決して神秘的な力などではない。漢方はあくまでも唯物論に立脚した医学であり、目に見えないだけで**気**もまた物質とみなす必要がある。その働きは、生命活動を営む原動力、生命エネルギーと考えるとわかりやすい。働きによって**衛気**（えき）、**営気**（えいき）、**経絡**（けいらく）の気、**五臓**（ごぞう）の気などと名前が変わるが、いずれも同一の**気**を示しており、**血**（けつ）や**津液**（しんえき）、筋肉、**臓腑**（ぞうふ）など関連する臓器などにより動きや役割を変えるのである。それは電気エネルギーが電灯やスピーカー、モーターなどの関連する機関により働きや状態を変える事に似ている。

補中益気湯【昇提の基本方剤】

【構成生薬】

柴胡・升麻・黄耆・人参・白朮・甘草・生姜・大棗・当帰・陳皮

【構成解説】

柴胡・升麻の**昇提**作用の生薬に、黄耆・人参・白朮・甘草の**補気**薬を組み合わせた形となっている。そこへ**脾胃**を整える生姜・大棗が加えられ、さらに**補肝**作用の当帰、**理気**作用の陳皮を加える事で**気**がスムーズに昇るように補佐している。

【方意解説】

補中益気湯は、金元四大家の一人、李杲・東垣の創作であり、出典は『内外傷辨惑論』である。『内外傷辨惑論』は、一見感冒などの感染症と見間違える急性の発熱症状で、感冒等とは治療法を区別すべき点を解説した本である。補中益気湯はこうした特定の発熱の治療薬として作られた。後に、**昇提**作用が見出だされ、現代中医では、もっぱら、中気を補いつつ、気を上方へ向ける代表的な方剤として位置付けられている。

方意がしっかり固まった方剤である補中益気湯が基本方剤として他の方剤と合方されるケースは少ないと思われるが、類似方剤は他に見られる。例えば、乙字湯は原南陽氏の創作で、**湿熱**による痔疾の治療剤であるが、柴胡・升麻を用いているという点で補中益気湯に構成が類似している。ただし、乙字湯は**補気剤**ではないのでここに記す。その共通の特徴は、柴胡・升麻の組み合わせによる**昇提作用**であり、痔疾によく見られる脱肛への考慮と考えられる。

【補中益気湯の類方】

③乙字湯　：当帰・柴胡・升麻・甘草・黄芩・大黄

㊶補中益気湯：黄耆・人参・(白朮)・甘草・生姜・大棗・柴胡・升麻・当帰・陳皮

トピックスⅢ　生薬の作用

生薬には複数の作用がある。人参などは**補気**・**補陽**・**補津**などの作用があり、治療目的で表現するならば、①**補気救脱**、②**益血復脈**、③**生津止渇**、④**養心安神**、⑤**補肺定喘**、⑥**健脾止瀉**、⑦**托毒合瘡**が挙げられる。方剤ではこれらの作用のうちで期待すべき作用を強調すべく、作用の類似した生薬を組み合わせたり、あるいはある作用を相殺するような組み合わせにして用いる。

■方剤の系統的解釈 3

補中益気湯：柴胡・升麻・黄耆・人参・白朮・甘草・生姜・大棗・当帰・陳皮

●昇堤の基本方剤　補中益気湯

昇堤作用の核は「柴胡＋升麻」
四君子湯から下方への矢印　(↓)：柴胡＋升麻が加わり気を身体上方に持ち上げる展開
柴胡・升麻から下方への矢印 (↓)：柴胡＋升麻に清熱薬を加え大腸湿熱と脱肛に対応する展開

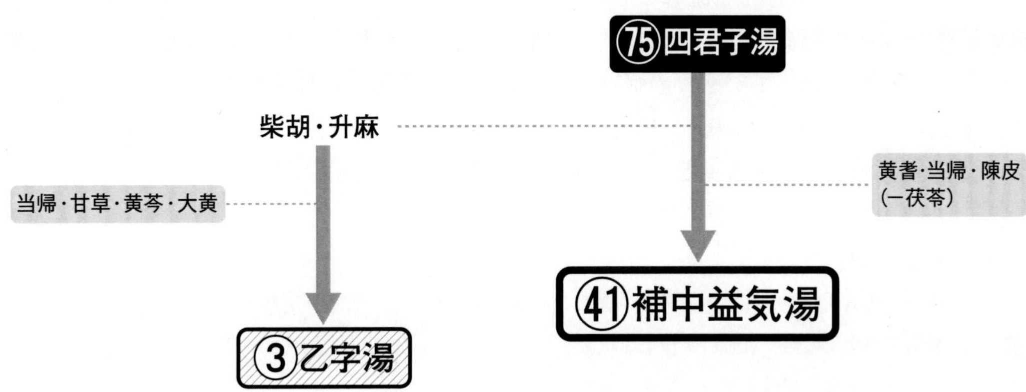

トピックスⅣ　帰経と引経

生薬が作用する部位に着目した用語である。ある生薬の作用自体が特定の臓器や**経絡**(けいらく)に作用する事を**帰経**(きけい)と言う。例えば杏仁の**帰経**は**肺**・**大腸**である。つまり、杏仁の**化痰**(けたん)・**降気**(こうき)・**潤燥**(じゅんそう)の作用は**肺**に作用し鎮咳薬として働き、**大腸**に作用して便秘の改善に働くのである。**帰経**はすべての生薬に当てはまると考えられ、詳しくはp101の「生薬気味(きみ)一覧」の表を参照いただきたい。また、ある生薬が、他の生薬の薬効を特定の部位に運んでゆく役割を果たす事を**引経**(いんけい)と言う。つまり、羌活・防風は**太陽経**(たいようけい)に、升麻・葛根・白芷は**陽明経**(ようめいけい)に、柴胡は**少陽経**(しょうようけい)に、蒼朮は**太陰経**(たいいんけい)に、独活は**少陰経**(しょういんけい)に、細辛・川芎・青皮は**厥陰経**(けっちんけい)への**引経薬**となると考えられている。**引経**・**帰経**も生薬が持つ一つの作用であり、活用する際は**寒熱**・**潤燥**・**行鎮**の作用も合わせて考慮し用いられる。

四物湯　【補血の基本方剤】

【構成生薬】

地黄・当帰・芍薬・川芎

【構成解説】

地黄は**潤性**に富み**補陰**に働く。**補陰**とは具体的に**精**・**血**・**液**を補う事である。当帰は**温性**で**補血**すると共に血流を促す作用を持ち、芍薬は**涼性**で**補血**と共に**収斂**作用を併せ持つ。川芎は**温性**で**活血**作用を持ち**古血（＝瘀血）**を除く働きがある。この川芎の**活血**作用は地黄・当帰・芍薬の**補血**作用を補佐しつつ血の滞りを防いでいる。

【方意解説】

血とは漢方医学においては身体中を流れる赤い液体の総称とされ、その作用は①**営養作用**②**滋潤作用**③**神思の物質的基礎**④**精への転化**などに分類できる。**血**が不足すると**血虚**と呼ばれ、顔色が悪い・めまい・疲れやすい・肌乾燥・動悸・不眠・不安感等の症状を引き起こす。四物湯は**血**を補う代表的な基本方剤であり、**補気**の四君子湯と合方されたり（⇒㊽(108)）、**清熱**の黄連解毒湯と合方されたり（⇒㊿(57)(76)(80)）、**去風薬**との合方（⇒㉒㊻㊿(53)(63)(76)(80)(86)(97)）、**去湿薬**と合方（⇒㉓(56)(63)(76)(112)）等の応用がある。

【四物湯を核とする方剤】

㉒消風散　：蝉退・防風・荊芥・甘草・牛蒡子・蒼朮・木通・石膏・知母・苦参・胡麻・地黄・当帰
㉓当帰芍薬散　：当帰・芍薬・川芎・（白朮）・茯苓・沢瀉
㊻七物降下湯　：釣藤鈎・地黄・当帰・川芎・芍薬・黄柏・黄耆
㊽十全大補湯　：人参・（白朮）・茯苓・甘草・地黄・当帰・芍薬・川芎・黄耆・桂皮
㊿荊芥連翹湯　：黄連・黄芩・黄柏・山梔子・地黄・当帰・川芎・芍薬・桔梗・枳実・甘草・荊芥・柴胡・薄荷・白芷・防風・連翹
(51)潤腸湯　：地黄・当帰・桃仁・杏仁・麻子仁・甘草・枳実・厚朴・大黄・黄芩
(53)疎経活血湯　：芍薬・地黄・川芎・当帰・桃仁・牛膝・蒼朮・茯苓・陳皮・甘草・生姜・威霊仙・羌活・防己・防風・白芷・竜胆
(56)五淋散　：当帰・地黄・芍薬・茯苓・滑石・車前子・沢瀉・木通・甘草・山梔子・黄芩
(57)温清飲　：黄連・黄芩・黄柏・山梔子・地黄・当帰・川芎・芍薬
(63)五積散　：当帰・芍薬・川芎・白芷・麻黄・桂皮・甘草・生姜・大棗・桔梗・枳実・厚朴・蒼朮・陳皮・半夏・茯苓
(67)女神散　：当帰・川芎・（白朮）・人参・甘草・黄連・黄芩・檳榔子・丁子・木香・香附子・桂皮
(76)竜胆瀉肝湯　：地黄・当帰・黄芩・山梔子・竜胆・甘草・車前子・沢瀉・木通
(76)竜胆瀉肝湯（一貫堂）：地黄・当帰・芍薬・川芎・黄連・黄芩・黄柏・山梔子・竜胆・車前子・沢瀉・甘草・連翹・薄荷・浜防風・木通
(77)芎帰膠艾湯　：地黄・芍薬・当帰・川芎・艾葉・阿膠・甘草
(80)柴胡清肝湯　：当帰・地黄・芍薬・川芎・黄連・黄芩・黄柏・山梔子・柴胡・連翹・薄荷・牛蒡子・栝楼根・桔梗・甘草
(86)当帰飲子　：当帰・地黄・芍薬・川芎・何首烏・黄耆・甘草・防風・荊芥・蒺莉子
(93)滋陰降火湯　：当帰・地黄・芍薬・黄柏・知母・麦門冬・天門冬・甘草・（白朮）・陳皮
(97)大防風湯　：地黄・芍薬・当帰・川芎・人参・（白朮）・甘草・黄耆・大棗・乾姜・牛膝・杜仲・附子・羌活・防風
(106)温経湯　：麦門冬・半夏・阿膠・当帰・川芎・芍薬・甘草・桂皮・生姜・人参・牡丹皮・呉茱萸
(108)人参養栄湯　：地黄・当帰・芍薬・茯苓・人参・白朮・甘草・黄耆・桂皮・遠志・五味子・陳皮
(112)猪苓湯合四物湯：地黄・芍薬・川芎・当帰・沢瀉・猪苓・茯苓・阿膠・滑石
(230)芎帰調血飲　：当帰・川芎・地黄・白朮・茯苓・陳皮・香附子・牡丹皮・大棗・（生姜）・甘草・烏薬・益母草

■方剤の系統的解釈 4

四物湯：地黄・当帰・芍薬・川芎

●補血の基本方剤　四物湯

上方への矢印（↑）：補気の四君子湯と合方して補血作用を強調する展開（㊽十全大補湯ほか）
下方への矢印（↓）：清熱の黄連解毒湯と合方して血熱に対応する展開（㊼温清飲ほか）
右下への矢印（↘）：去風薬を加え、痒みや痛みに対応した展開（㊻当帰飲子ほか）
右方への矢印（→）：去湿薬と配合して湿邪と陰虚の両方に対応した展開（㉓当帰芍薬散ほか）

桃仁・杏仁・麻子仁・甘草・枳実・厚朴・大黄・黄芩（一芍薬・川芎）
⑩⑧人参養栄湯
乾姜・牛膝・杜仲・附子・羌活・防風・大棗（一桂皮）
黄連・黄芩・檳榔子・丁子・木香・香附子（一地黄・芍薬・茯苓・黄耆）
⑨⑦大防風湯
遠志・五味子・陳皮（一川芎）
⑤①潤腸湯
⑥⑦女神散
④⑧十全大補湯
車前子・木通・甘草・山梔子・黄芩（一猪苓・阿膠・川芎）
黄耆・桂皮
⑤⑥五淋散
⑦⑤四君子湯
⑨③滋陰降火湯
八珍湯
⑪②猪苓湯合四物湯
黄柏・知母・麦門冬・天門冬・甘草・（白朮）・陳皮（一川芎）
白朮（一地黄・阿膠・滑石・猪苓）
④⓪猪苓湯
⑦①四物湯
㉓当帰芍薬散
艾葉・阿膠・甘草
⑰五苓散
⑦⑦芎帰膠艾湯
⑮黄連解毒湯
⑤⑦温清飲
麦門冬・半夏・桂皮・生姜・人参・牡丹皮・呉茱萸（一地黄・艾葉）
釣藤鈎・黄柏・黄耆
柴胡・連翹・薄荷・牛蒡子・栝楼根・桔梗・甘草
⑧①二陳湯
④⑥七物降下湯
⑩⑥温経湯
⑦⑨平胃散
何首烏・黄耆・甘草・防風・荊芥・蒺莉子
地黄・白朮・茯苓・陳皮・香附子・大棗・烏薬・益母草（一麦門冬・半夏・阿膠・桂皮・人参・呉茱萸）
⑧⓪柴胡清肝湯
枳実・荊芥・白芷・防風（一牛蒡子・栝楼根）
⑧⑥当帰飲子
⑤⓪荊芥連翹湯
白芷・麻黄・桂皮・桔梗・枳実（一地黄）
蝉退・防風・荊芥・甘草・牛蒡子・蒼朮・木通・石膏・知母・苦参・胡麻（一芍薬・川芎）
㉓⓪芎帰調血飲
㉒消風散
芍薬・桃仁・牛膝・蒼朮・威霊仙・羌活・防已・防風・白芷・竜胆（一白朮・香附子・牡丹皮・大棗・烏薬・益母草）
⑦⑥竜胆瀉肝湯（一貫堂）
竜胆・車前子・沢瀉・浜防風・木通（一枳実・荊芥・白芷・防風・柴胡・桔梗）
⑥③五積散
⑤③疎経活血湯
（一芍薬・川芎・黄連・黄柏・連翹・薄荷・浜防風）
⑦⑥竜胆瀉肝湯

六味丸 【補精の基本方剤】

【構成生薬】

地黄・山薬・山茱萸・沢瀉・茯苓・牡丹皮

【構成解説】

地黄は**潤性**に富み、**補陰**（ほいん）（精・血・液）に働く。山茱萸の酸味は**精**（せい）の**固渋**（こじゅう）に働くと共に**肝**（かん）を補い、山薬は**脾**（ひ）を補う。沢瀉は**腎**の滞りを除き、茯苓は**脾**の滞りを、牡丹皮は**肝**の滞りを除く働きがある。**精**は**陰**（いん）に属し、補うばかりでは**広義の湿邪**（しつじゃ）を生じるので適度に除く必要がある。六味丸は**精**を補うために**脾・肝・腎**の三点を同時に補うかたわら、三点同時に**邪**を除く構成になっている。これを古人は「三補三瀉」（さんぽさんしゃ）と呼んだ。

【方意解説】

六味丸は一般には**補腎**（ほじん）の基本方剤である。腎の生理は①**精を貯蔵し発育・生殖を担う**、②**水分代謝の主となる**、③**納気を主る**、④**髄を生じ骨・脳を補う**、⑤**前陰**（外生殖器）**後陰**（肛門）**の働きを調整する**の五つがある。この五つの作用すべてに**精**が深く関わっており、**補腎**と**補精**とは同義である。**精**とは簡単に表現すると、生命のエキスであり、生殖・成長を担う物質である。**精**が充実していると成長もよく若々しさを保つことができ、老衰は**精**の枯渇を意味する。**精の不足**（＝**腎虚**）が生じると尿不利、あるいは頻尿・足腰が弱い・骨が折れやすい・性欲がない・不妊・無月経・健忘・耳鳴り・疲れやすいなどの症状を呈する。**腎虚**の症状にほてりを伴うと**腎陰虚**、冷えを伴うと**腎陽虚**と呼ばれ、六味丸は臨床上では**腎陰虚**の方剤として用いられる。さらに**清熱薬**（せいねつ）を加えて用いたり（⇒知柏地黄丸）、**補陰薬**を加えたり（⇒味麦地黄丸）、**清熱薬**、**補陰薬**を共に加えたりして（⇒杞菊地黄丸）用いる。**腎陽虚**には六味丸に温性の生薬を配合して用いる（⇒⑦⑩⑦）。

【六味丸を核とする方剤】

⑦八味地黄丸	：地黄・山薬・山茱萸・沢瀉・茯苓・牡丹皮・桂皮・附子
⑩⑦牛車腎気丸	：地黄・山薬・山茱萸・沢瀉・茯苓・牡丹皮・桂皮・附子・車前子・牛膝
杞菊地黄丸	：地黄・山薬・山茱萸・沢瀉・茯苓・牡丹皮・枸杞子・菊花
知柏地黄丸	：地黄・山薬・山茱萸・沢瀉・茯苓・牡丹皮・知母・黄柏
味麦地黄丸	：地黄・山薬・山茱萸・沢瀉・茯苓・牡丹皮・五味子・麦門冬
右帰丸	：熟地黄・山薬・山茱萸・枸杞子・杜仲・菟絲子・附子・桂皮・当帰・鹿角膠
左帰丸	：熟地黄・山薬・山茱萸・枸杞子・牛膝・菟絲子・鹿角膠・亀板膠

■方剤の系統的解釈 5

六味丸：地黄・山薬・山茱萸・沢瀉・茯苓・牡丹皮

●補精の基本方剤　六味丸

上方への矢印（↑）：附子等、温補薬を配合して腎陽虚に対応した展開（⑦八味地黄丸ほか）
左下への矢印（↙）：肝陰を補う生薬を配合して目の疾患を考慮した展開（杞菊地黄丸）
下方への矢印（↓）：清熱薬を配合して腎陰虚に対応した展開（知柏地黄丸）
右下への矢印（↘）：収斂作用の生薬を配合して咳に対応した展開（味麦地黄丸）

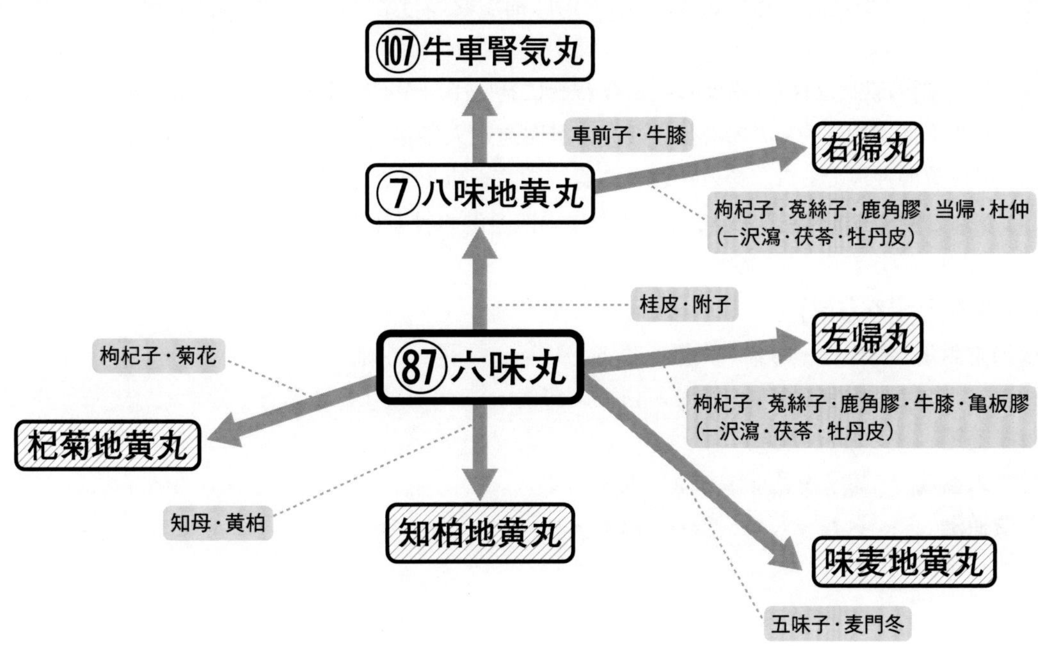

トピックスV　方剤の顔

漢方の方剤にはいくつか顔があると言われる。例えば、**補血**の代表方剤である四物湯は、**補血**に関する生薬はわずか四味の構成で出来上がったものである。その四味いずれもが主薬たり得る。当帰・芍薬を主薬と捉えれば世に知られた**補血薬**である。ところが、川芎・当帰を主薬と捉えて芍薬も白芍薬ではなく赤芍薬を用いれば**活血薬**、つまり**瘀血**の治療薬とみなせる。地黄を乾地黄、もしくは鮮地黄を用いて芍薬と共に主薬と捉え、温性の当帰・川芎を控えて用いると**血熱**を冷ます**涼血薬**になり、当帰・川芎の温性を主薬とみなし地黄は熟地黄に芍薬は少なめに用いれば**血寒**の対処法となる**温血薬**になる。

構成生薬が増えれば、その分主薬となる君薬の候補が増える事になり方剤の顔は増す。もっとも、世に知られた生薬が多い方剤は構成意図がはっきりしたものが多く、用途が限局されるような配合になっている場合があるが、匙加減、合方によっては用途、つまり方剤の顔が変わるのである。

四逆湯 【回陽の基本方剤Ⅰ】

【構成生薬】

附子・乾姜・甘草

【構成解説】

附子・乾姜によって消耗した**裏位**の**陽気**を補い、甘草の**補気**作用が補佐した構成を持つ。

【方意解説】

身体のひどく冷えた**陰証**の治療剤である。具体的には身体の冷えからくる腹痛・未消化物の混じった下痢・四肢の冷え・悪寒・身痛などの改善に用いられる。この四逆湯も医科向けエキス剤には採用されていない。最も類似したものは㉚真武湯であるが、この方剤は**補陰薬**の芍薬を含み、**補気薬**を含まないので、四逆湯とは若干意味が異なる。

回陽・散寒剤の原型は甘草･乾姜の組み合わせに見られ、作用を強める意味で附子を加えたものが四逆湯である。その上**補気**の目的で人参を加えたものが四逆加人参湯であり、さらに**健脾**･**去湿**の意味で茯苓を入れたものが茯苓四逆湯である。それぞれに**心腎**の**陽気**を補う事を意図しており、例えば、⑱桂枝加朮附湯においては方剤の主目的は異なるとしても、処方中の四逆湯の役割に変わりはない。

【四逆湯を核とする方剤】

⑱桂枝加朮附湯	：桂皮・芍薬・大棗・生姜・甘草・附子・（白朮）
㉚真武湯	：附子・生姜・茯苓・白朮・芍薬
甘草乾姜湯	：甘草・乾姜
四逆加人参湯	：附子・乾姜・甘草・人参
茯苓四逆湯	：茯苓・人参・乾姜・附子・甘草

トピックスⅥ　冷え症の話

「冷え性」もしくは「冷え症」という言葉は、日常生活でよく耳にする。しかし、この言葉が意味するところがかなり曖昧である。低体温の事なのか、寒がりの事なのか、末端の冷えの事なのか、あるいは冷えに伴う何らかの疾患の事なのかわからない。定義のないままに一般市民は勿論、マスコミや場合によっては医療的な専門家までもが用いてしまっている状況は問題である。恐らくは漢方・中医学の**陽虚証**の範疇を示した言葉であろうと想像される。ならば、少なくとも医療系の人間は、はっきり漢方・中医学を踏まえてこの言葉を用いるべきであろう。なぜならば、**体を温める治療法**は現代西洋医学には存在しないからである。同様に「根菜類は体を温め、生野菜は体を冷やす」という言葉も注意が必要である。これもまた漢方・中医学の知識からの借りものであろうと想像されるが、根を用いる生薬すべてが温めるわけでなく、生で用いられる草本類が冷やすとは限らない。薬食同源なのであれば、野菜にも当てはまる理屈である。漢方の知識は現代日本社会においても根付いており、漢方的な定義をしっかりと踏まえていなければ、とんだ間違いを犯してしまいかねない。

■方剤の系統的解釈 6

四逆湯：附子・乾姜・甘草

●回陽の基本方剤Ⅰ　四逆湯

左方への矢印（←）：甘草を除き目標を下焦に向け、芍薬で筋の拘縮に配慮した展開（㉚真武湯）
右方への矢印（→）：人参を加えて消耗した津液を補う配慮をした展開（四逆加人参湯ほか）
下方への矢印（↓）：桂枝湯と合方し関節痛に意識を向けた展開（⑱桂枝加朮附湯）

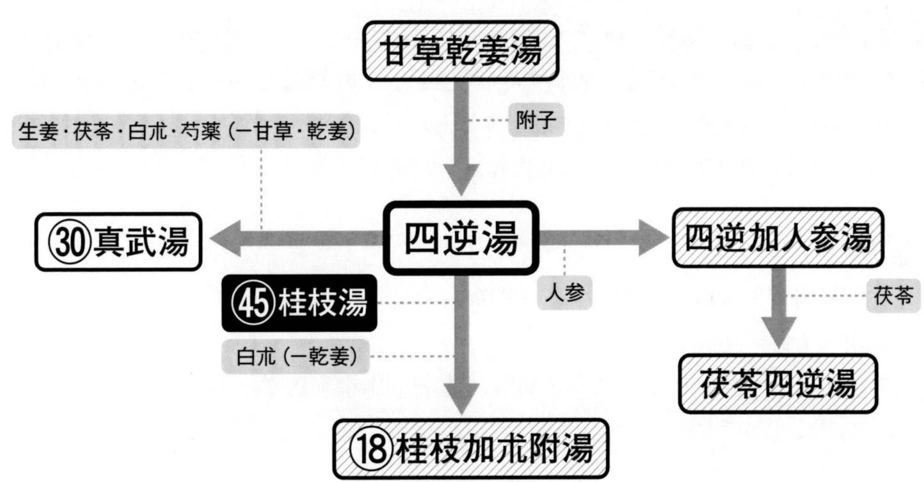

トピックスⅦ　「漢方」という呼称

漢方、中医学、東洋医学など、古代中国由来の伝統医学にはいろんな呼び名がある。その端は同じであったとしても、伝わった地域・国の歴史や風土、習慣とあいまって独自に発展した。それぞれに異なった特色を有し、その国に応じて中国本土では中医学、韓国では韓医学、そして日本では漢方医学と呼ばれるようになった。だから、「中医」とは中国本土における近現代のスタイルを意味する。

日本に伝わる「中国由来の伝統医学」が「漢方」と呼ばれるようになったのは、江戸時代に入ってからである。当時、輸入された西洋文化はオランダのものであり、蘭学と呼ばれ、西洋医学は「蘭方」と呼ばれた。対して中国由来の伝統医学を「漢方」と称したのである。

大建中湯 【回陽の基本方剤Ⅱ】

【構成生薬】

人参・乾姜・山椒・膠飴

【構成解説】

山椒・乾姜によって**中焦**(胃腸)の**寒邪**を除く事を主作用とする。もとより**脾胃**の**陽虚**の人が重ねて腹部を冷やして腹痛を起こした病態に、人参で**脾胃の虚**を補い、膠飴は人参を助けて**虚**を補うかたわら、甘味によって急症状を和らげる働きをしている。

【方意解説】

脾胃の冷えによる激しい腹痛・腸鳴・腹満・嘔吐の改善を目的とした方剤である。大建中湯の適応となる症状は**拒按**(= 押さえたり、擦ったりすると増悪する症状)を示す**寒実証**である。大建中湯の構成は特異な型をしており、その展開はエキス剤の中では一種類だけである(⇒102)。しかし、温めることで激しい腹痛を改善する類似性のある方剤は、医家向けのエキス剤にもいくつか見られる(⇒⑤㉛)。

【大建中湯の類方】

⑤安中散　：桂皮・延胡索・牡蠣・茴香・甘草・縮砂・良姜
㉛呉茱萸湯：呉茱萸・人参・生姜・大棗
102当帰湯　：当帰・半夏・厚朴・桂皮・芍薬・黄耆・人参・山椒・乾姜・甘草

トピックスⅧ　日本における中医学の役割

日本には昔から伝わる「漢方」があるのにも関わらず、あえて「中医」を語るのか?それは、130年ほど前に明治政府が医学教育から伝統医学を排斥し、「漢方」は民間で細々と守られ続け、そうした中で医学としての体系の多くを失くしてしまったからである。1930年代に入り漢方復興運動が活発になり、1967年には医療用漢方製剤が健康保険適用されて以降も、日本において「漢方」は法的に医学と認められてはおらず、大学教育での扱いは決して充分なモノとは言えない。そのため、医療現場では西洋医学的な観点から漢方薬を使用する事例が激増し、もはや漢方製剤は単なる新薬の一種であるかのような様相を呈し、医療資源の乱用と医源性の有害事象を人知れず増やす結果となっている。漢方も理論体系を失くしてしまえば、もはや医学ではなくて単なる施術に過ぎない。中医学の理論体系と日本の伝統的な療法とを融合させる事で、失ったものを取り戻す事が肝要であろう。

■方剤の系統的解釈 7

大建中湯：人参・乾姜・山椒・膠飴

⑤安中散　桂皮・延胡索・牡蛎・茴香・甘草・縮砂・良姜

㉛呉茱萸湯　呉茱萸・人参・生姜・大棗

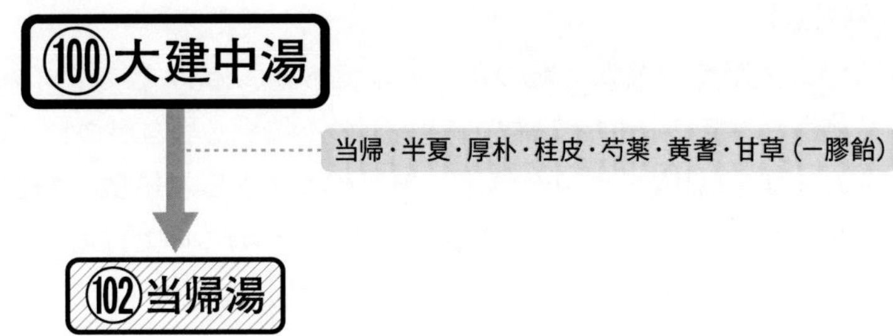

トピックスⅨ　漢方薬の味の話

漢方の相談を受けていると、苦い漢方薬を平気な顔して飲んでしまう子供に出会う。しかし、そんな子も、症状が改善してくると途端に漢方薬の服用を嫌うようになる。つまり、「体に必要なものは苦にならない、むしろおいしい事すらある」という事である。「医食同源」とか「薬食同源」とも言うが、食材も漢方薬も同じ事が言える。体にとって必要とされるものはおいしいのである。まずいと感じるものは、体が必要としないのか、むしろ害するものであると考えられる。

この味による確認は、治療薬の選択に困った場合の絞り込みや、ミスチョイスによる薬害防止に役立てる事ができる。例えば、甘草による低カリウム血症や偽アルドステロン症候群がやかましく叫ばれるが、味覚によって随分防げると思われる。つまり甘草を含む方剤を口に含んだ時に、甘さがくどいと感じたり、嫌な甘みに感じた場合は、服用を避けるようにするのである。逆に、飲みやすかったり、おいしく感じるようなら躊躇する事なく服用を勧める。甘草に限らず、漢方薬全般に適応できる。もちろん、大変飲み難い漢方薬が奏功する例もあるが、この場合は治療が短期間で終わる事が多い。

麻黄湯 【解表の基本方剤Ⅰ】

【構成生薬】

麻黄・桂皮・甘草・杏仁

【構成解説】

麻黄・桂皮の**辛温**の性質により、**表位**の**寒邪**を発汗する事で除く事を主とした方剤である。麻黄・桂皮を用いた諸々の方剤の中で麻黄湯の特徴は、甘草は**補気**に働き、杏仁は**肺気**を下げる働きがあり、**体表の気**が**寒邪**によって塞がって**肺気**が逆上して発生する喘息・咳嗽を鎮める構成になっている点である。

【方意解説】

麻黄湯は**太陽病**の**風寒実証**の基本方剤である（※p35 桂枝湯の説明参照）。**寒邪は表位**の気の行りを阻害する。停滞した**気**は局部的な**熱**や痛みなどの不快感を引き起こす。これらは感冒等の疾患に見られる症状で、これらの症状を取り除く作用が**解表・解肌作用**である。**解表・解肌**を行う際、大切なことは麻黄・桂皮を含んだ方剤は発汗力が強く体力を消耗し、**陰**を傷つけるので注意を要するという事である。麻黄湯は基本的に**瀉方**で、補う要素が極めて少ない。そこで桂枝湯を合方する事でバランスをとった展開がある（⇒①②⑲）。薏苡仁と組み合わせる事で**風寒湿**による**痺証**（≒関節痛）の治療に用いる展開（⇒52⑱）は**雑病**（≒慢性疾患など）への応用である。慢性咳嗽へ対処（⇒⑧5）した展開も**雑病**への応用と言える。

【麻黄湯を核とする方剤】

①葛根湯　：葛根・麻黄・桂皮・甘草・芍薬・生姜・大棗
②葛根湯加川芎辛夷：葛根・麻黄・桂皮・甘草・芍薬・生姜・大棗・川芎・辛夷
⑲小青龍湯　：半夏・麻黄・桂皮・甘草・芍薬・乾姜・細辛・五味子
52薏苡仁湯　：薏苡仁・蒼朮・当帰・麻黄・桂皮・甘草・芍薬
63五積散　：当帰・芍薬・川芎・白芷・麻黄・桂皮・甘草・生姜・大棗・桔梗・枳実・厚朴・蒼朮・陳皮・半夏・茯苓
78麻杏薏甘湯　：麻黄・杏仁・甘草・薏苡仁
85神秘湯　：麻黄・杏仁・甘草・蘇葉・厚朴・陳皮・柴胡
127麻黄附子細辛湯　：麻黄・附子・細辛

■方剤の系統的解釈 8

麻黄湯：麻黄・桂皮・甘草・杏仁

●解表の基本方剤Ⅰ　麻黄湯

上方への矢印（↑）：桂枝湯と合方する事で瀉法による消耗を和らげる工夫（桂麻各半湯ほか）
下方への矢印（↓）：薏苡仁など加えて麻黄の通経作用を強調した展開（52薏苡仁湯ほか）

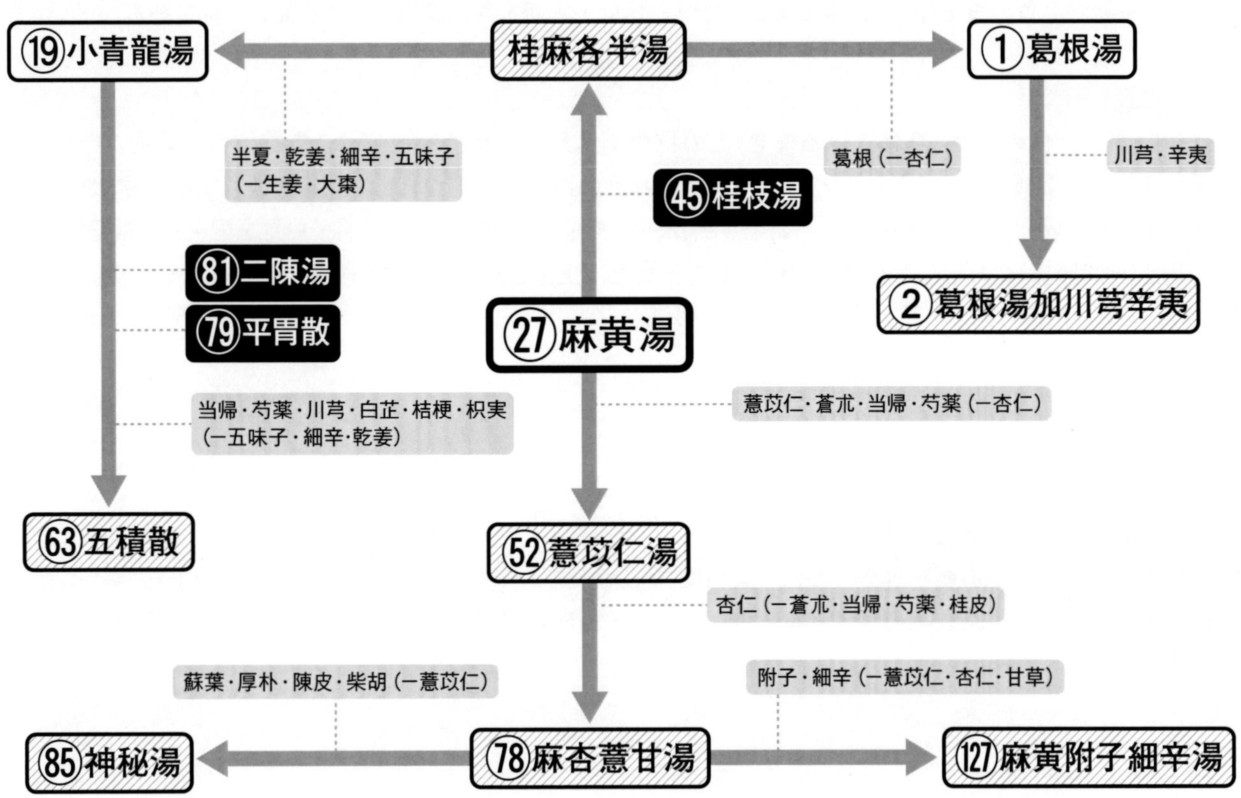

トピックスX　表と裏の関係

漢方医学において身体を**表**と**裏**に分類する。このように二分する事が治療上必要だからである。すなわち、病因、つまり**病邪**が**表**にあるか、**裏**にあるかで治療法を変えなければならない。具体的に言うと、**病邪**を除去しようとする場合、**表**にあれば**汗法**によって対応し、**裏**にあれば**吐法**や**下法**によって対応する事が必要なのである。また、**汗吐下**の区別ばかりでなく、生薬それぞれに**表**あるいは**裏**に作用する特性があるので、**温清・乾潤・行鎮**等の作用を**表裏**のいずれに用いるかを踏まえておかなければ、漢方方剤のより深い意図を読み取る事ができない。

身体の**表裏**を分類する事の意味はもう一つある。それは、**表**と**裏**の役割分担である。**気血**を産生し蓄えておく生命活動の根本は内臓である**裏**の働きであり、外部から**気**を取り込んだり、**病邪**の侵入を防いだりする等、**裏**にて産生された**気血**を活用し生命の根本を支持する役割が**表**である。また、**表**の活動を高度に発達させた生物こそが高等生物なのであり、その最たる存在が人間と言えるのである。漢方病理のより深い解釈には、この**表**と**裏**と役割分担と連携を理解する事が重要なポイントである。

越婢湯【解表の基本方剤Ⅱ】

【構成生薬】

麻黄・石膏・甘草・大棗・生姜

【構成解説】

辛温の麻黄が**風邪**や**風湿の邪**を除く働きをし、石膏の冷やす作用が**熱邪**を除くと共に麻黄の**熱性**を相殺している。生姜が麻黄の**表**を行(めぐ)らす作用を補佐しつつ、甘草・大棗と共に**脾胃**の働きを補い助けている。

【方意解説】

風寒の邪が身体の**正気**(せいき)**(身体を守る働き)**との抗争で**化熱**(かねつ)した状態を改善する方剤である。あるいは、**風邪**(ふうじゃ)が身体内の**湿邪**(しつじゃ)と結び付き上半身を中心として全身性の浮腫・疼痛を伴った状態を改善する方剤である。他の方剤の構成成分として含まれる場合は**風熱**(ふうねつ)を除く働きをする。例えば**湿邪**を除く白朮を配合して**風湿熱**による**痺症**(ひしょう)(≒関節痛)に対応した展開(⇒㉘)がある。また、**上逆した気**を下げる作用を持つ杏仁を配合して**風熱**による咳や喘息に対応した展開(⇒㊺㊿)などがある。

【越婢湯を核とする方剤】

㉗麻黄湯　：麻黄・桂皮・甘草・杏仁
㉘越婢加朮湯：麻黄・石膏・甘草・大棗・生姜・(白朮)
㊺麻杏甘石湯：麻黄・石膏・甘草・杏仁
㊿五虎湯　：麻黄・石膏・甘草・杏仁・桑柏皮
続命湯　：桂皮・麻黄・石膏・甘草・杏仁・生姜・当帰・川芎・人参

トピックスⅪ　漢方の古典その1　『黄帝内経　素問・霊枢』

中国に現存する最も古い医学書の一つ。その成立は戦国時代と言われる。黄帝と岐伯らとの問答形式で、陰陽五行を用いた自然法則の解説をはじめとして、人体の解剖生理・病理・病因・診断・治療・予防・養生を論説している。恐らくは長年にわたって多数の医学者の記述をまとめて記載していると思われる。

『素問』の原書は、9巻81編。現在、唐代の王冰の注釈で24巻となる。刺法論・本病論の二編が欠落している。北宋の林億らの校注を経て今に伝わる原本となる。

『霊枢』(れいすう)は、『針経』や『九巻』とも称され、原書は9巻81編と伝えられる。宋代以後にばらばらになってしまう。現在の伝本は、南宋の史崧が家蔵する9巻を基に新編され24巻になったものである。

■方剤の系統的解釈 9

越婢湯：麻黄・石膏・甘草・大棗・生姜

右方への矢印（➡）：白朮を加え麻黄の通経作用を強調し痺症に対応した展開（㉘越婢加朮湯）
左方への矢印（⬅）：降気の杏仁を加えて鎮咳作用を強調した展開（㊺麻杏甘石湯ほか）
下方への矢印（⬇）：補気・補血薬を配して麻木（神経麻痺）、痺症（関節痛）に対応した展開（続命湯）

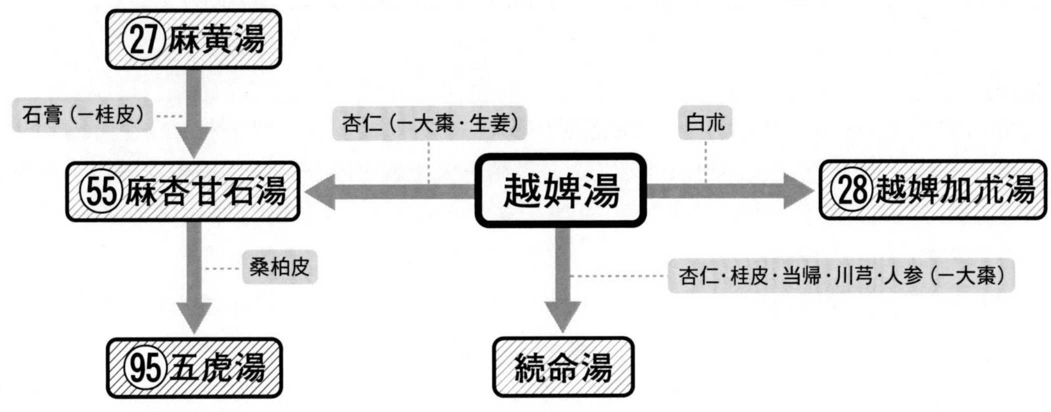

トピックスⅫ　漢方の古典その2　『傷寒論』

AD3世紀、東漢の張機・仲景の作と言われる。元は『傷寒雑病論（しょうかんざつびょうろん）』、記述は**傷寒**と**雑病**に関する二部構成と伝えられるが原書は既に紛失してない。西晋の王叔和が**傷寒**の部を整理して『傷寒論（しょうかんろん）』と名付けたと言われるが、この本も散逸している。宋代になり、林憶らによって校正・復刻されたものを『宋版傷寒論』と称するが、原本は既に失われ、明代の趙開美の著書の中に残された『宋版傷寒論』が現存する。宋代には成無己による注解書も現われたが、この『注解（ちゅうかい）傷寒論』の本文は、趙開美の残した『宋版傷寒論』とは異なる点が散見される。

傷寒とは急性疾患の事であるが、『傷寒論』では**太陽（たいよう）**・**少陽（しょうよう）**・**陽明（ようめい）**・**太陰（たいいん）**・**少陰（しょういん）**・**厥陰（けっちん）**の六つに分類して診断と治療法が記述されている。また、診断において脈診を重要視している点、誤治による弊害への対処法などが記されている点などの優れた特徴を持ち、中国だけではなく、日本においても大変愛読・研究された本である。中国・日本ともに数多くの解説本が書かれている。

桂枝湯 【解肌の基本方剤】

【構成生薬】

桂皮・芍薬・甘草・大棗・生姜

【構成解説】

桂皮は生姜の**辛温性**を助けに**表位**を温め、**陽気**を行らす事で、**風邪・寒邪**を除く働きをする。**陽気**と**陰液**は表裏の関係にあり、このアンバランスが病状を呈している場合が多いので、芍薬によって**陰液**を補う。また芍薬の**陰寒性**と**収斂**作用は**辛温解表薬**による過度の発汗を抑えている。桂皮は**裏位**の**陽気**を**表**へ流す事で**表位**を補っているため、甘草・大棗の**補気・補陰**作用によって**裏位**の**気**を補い助けている。

【方意解説】

風寒の邪は体表より身体を冒すが、まず**太陽経の部位**(=後頭部・項・背中などの背面)に寒気を伴った強張りや痛みといった自覚症状が現われる。この段階を**太陽病**と呼び、麻黄湯や桂枝湯の適応となる。**太陽病**のうち**自汗**(=熱感を伴わない不快な汗)を伴う場合は**表寒虚証**とみなし桂枝湯の適応となる。**無汗**の状態は**表寒実証**とみなし麻黄湯の適応である。桂枝湯は**補陽**の桂枝と**補陰**の芍薬の組み合わせが核であるとみなす事ができ、**陰陽両虚**を補う作用を示す。さらに芍薬を追加しその傾向を強めた展開がある(⇒(60)(98)(99)(123)(134))。また**裏位の陰液**を補いつつ体表の**気**を行らせる方剤と解釈され、そういった方面の展開がある(⇒⑩⑱㉖㊳(64)(106))。桂枝湯は**表位の陽気**を**裏位**から引っぱる事で補い流しているので、**裏位の陽虚**が素より存在する人に用いる場合は注意を要する。麻黄との配合剤は強い発汗によって**表位**の**気の滞り**を除く展開(⇒①②⑲(63))があるが、麻黄配合剤はむしろ**表虚**を引き起こす事があるので気を付ける必要がある。

【桂枝湯を核とする方剤】

①葛根湯	:葛根・麻黄・桂皮・芍薬・甘草・生姜・大棗
②葛根湯加川芎辛夷	:葛根・麻黄・桂皮・芍薬・甘草・生姜・大棗・川芎・辛夷
⑩柴胡桂枝湯	:柴胡・半夏・人参・黄芩・桂皮・芍薬・生姜・大棗・甘草
⑱桂枝加朮附湯	:桂皮・芍薬・甘草・生姜・大棗・(白朮)・附子
⑲小青龍湯	:半夏・麻黄・桂皮・芍薬・甘草・乾姜・細辛・五味子
㉖桂枝加竜骨牡蛎湯	:桂皮・芍薬・甘草・生姜・大棗・竜骨・牡蛎
㊳当帰四逆加呉茱萸生姜湯	:当帰・木通・細辛・桂皮・芍薬・甘草・大棗・生姜・呉茱萸
(60)桂枝加芍薬湯	:桂皮・芍薬・甘草・生姜・大棗
(63)五積散	:当帰・川芎・白芷・麻黄・芍薬・桂皮・甘草・生姜・大棗・桔梗・枳実・厚朴・蒼朮・陳皮・半夏・茯苓
(64)炙甘草湯	:人参・麦門冬・阿膠・地黄・桂皮・炙甘草・生姜・大棗・麻子仁
(68)芍薬甘草湯	:芍薬・甘草
(98)黄耆建中湯	:黄耆・桂皮・芍薬・甘草・大棗・生姜・膠飴
(99)小建中湯	:芍薬・桂皮・甘草・生姜・大棗・膠飴
(106)温経湯	:麦門冬・半夏・阿膠・当帰・川芎・芍薬・甘草・桂皮・生姜・人参・牡丹皮・呉茱萸
(123)当帰建中湯	:芍薬・桂皮・大棗・甘草・生姜・当帰
(134)桂枝加芍薬大黄湯	:芍薬・桂皮・甘草・生姜・大棗・大黄
桂麻各半湯	:桂皮・芍薬・甘草・生姜・大棗・麻黄・杏仁

■方剤の系統的解釈 10

桂枝湯：桂皮・芍薬・甘草・大棗・生姜

上方への矢印（↑）：麻黄湯と合方する事で発汗・解表作用を強める展開（桂麻各半湯ほか）
左方への矢印（←）：竜骨・牡蛎を配合する事で安神や固渋作用を強調した展開
左下への矢印（↙）：地黄などの補陰薬を配合して弱った脈を回復させる展開
下方への矢印（↓）：芍薬を増量して裏位の虚を補う展開（⑨⑨小建中湯ほか）
右下への矢印（↘）：白朮・附子を加えて痺症に対応した展開
右方への矢印（→）：小柴胡湯と合方する事で少陽経(=身体側面)部位の行りを改善する展開

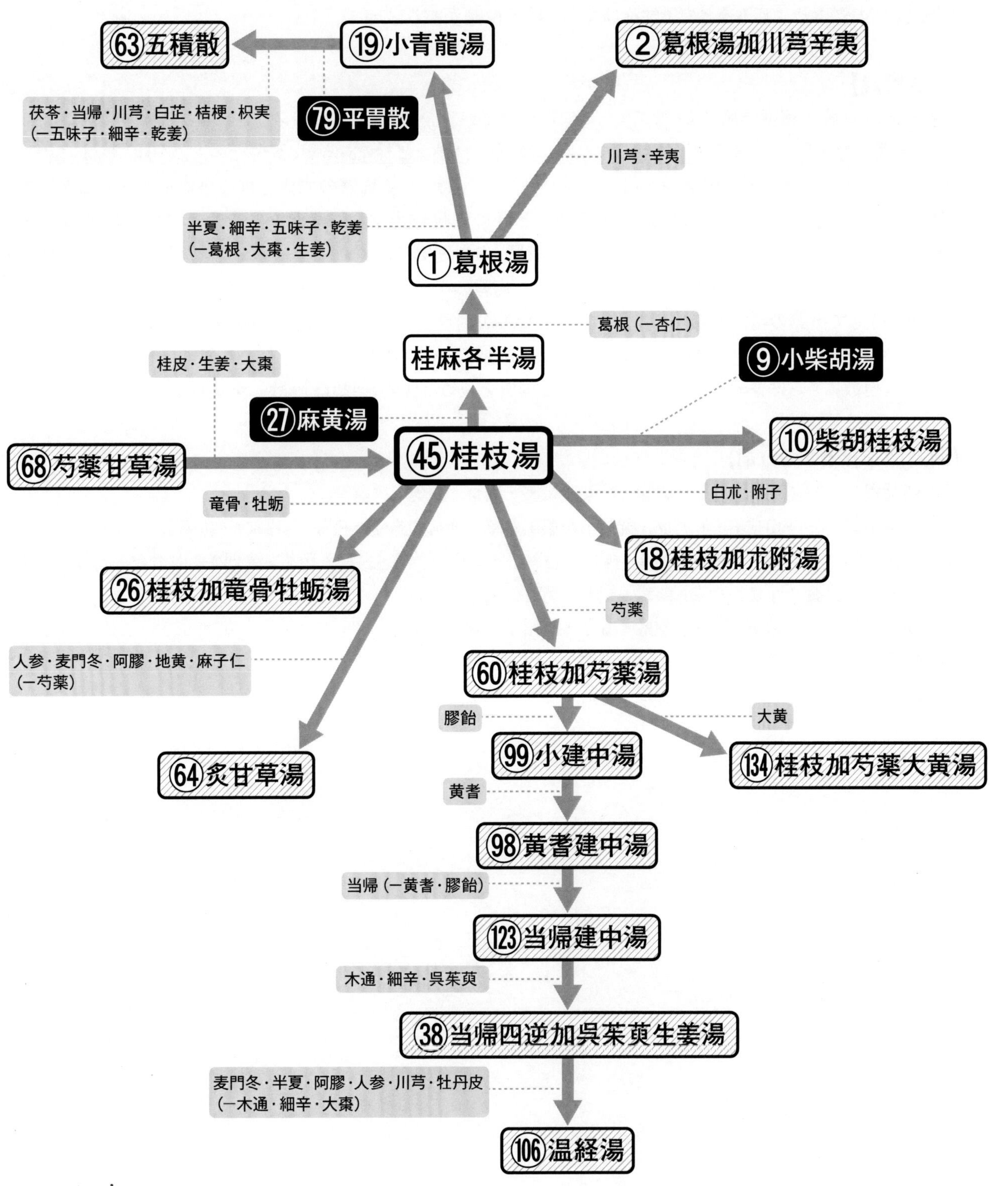

四逆散 【理気の基本方剤Ⅰ】

【構成生薬】

柴胡・芍薬・枳実・甘草

【構成解説】

柴胡の**疏肝**作用、芍薬の**柔肝**作用の働きで**肝**の機能を整え、枳実により**気滞**を除く方剤である。甘草は**補気**としての働きと、痛みなどの急性症状を和らげる役割がある。

【方意解説】

気の流れは**肝**の**疏泄作用**によってスムーズに保たれている。そのためストレスなどによって**肝**の機能が乱れると、**気滞**の原因となる。**気滞**を引き起こす原因は**寒**・**熱**・打撲など様々あるが、**気滞**そのものを除くには、枳実・厚朴・香附子・蘇葉などの**理気薬**を用いる。さらには、時として**気滞**の原因を除く事が必要となるケースもある。**肝**の機能を回復するには柴胡・芍薬など**肝**に直接作用する生薬が必要となるので、四逆散は**疏肝理気**の基本方剤とみなせる。四逆散に対して**疏肝**よりも**理気**にポイントをおいた方剤が香蘇散、半夏厚朴湯である。四逆散は元来、**風寒の邪**によって生じた病態の中で、**気**の行りが阻害され四肢が冷え腹痛する者の改善薬として出典の『傷寒論』には記載されているが、現在ではストレス性の疾患に用いられる事が多い。応用として**湿熱**を除く半夏・黄芩を加えた展開(⇒⑧319)、**補気補陰**に重点をおいた展開(⇒㉔92)がある。また、四逆散にさらに香附子・陳皮などを加えて**理気**を強めた展開(柴胡疏肝散・柴胡疎肝湯)がある。

【四逆散を核とする方剤】

⑧大柴胡湯　：半夏・黄芩・柴胡・芍薬・枳実・大棗・生姜・大黄
㉔加味逍遥散　：山梔子・牡丹皮・柴胡・芍薬・甘草・薄荷・当帰・茯苓・(白朮)・生姜
92滋陰至宝湯　：柴胡・芍薬・甘草・陳皮・香附子・薄荷・当帰・白朮・茯苓・麦門冬・地骨皮・知母・貝母
319大柴胡湯去大黄：半夏・黄芩・柴胡・枳実・芍薬・大棗・生姜
柴胡疏肝散　：柴胡・芍薬・枳殻・甘草・香附子・陳皮・川芎
柴胡疎肝湯　：柴胡・芍薬・枳実・甘草・香附子・青皮・川芎
逍遥散　：柴胡・芍薬・甘草・薄荷・当帰・茯苓・白朮・生姜

■方剤の系統的解釈 11

四逆散：柴胡・芍薬・枳実・甘草

左上への矢印（↖）：補気補陰の生薬を配合してトータルに消耗を補う展開（㉔加味逍遥散ほか）
右上への矢印（↗）：他の理気の基本方剤・香蘇散を配してより理気を強める展開（柴胡疏肝湯）
下方への矢印（↓）：湿熱を除く黄芩・半夏を配して腹満・心下痞を除く展開（⑧大柴胡湯ほか）

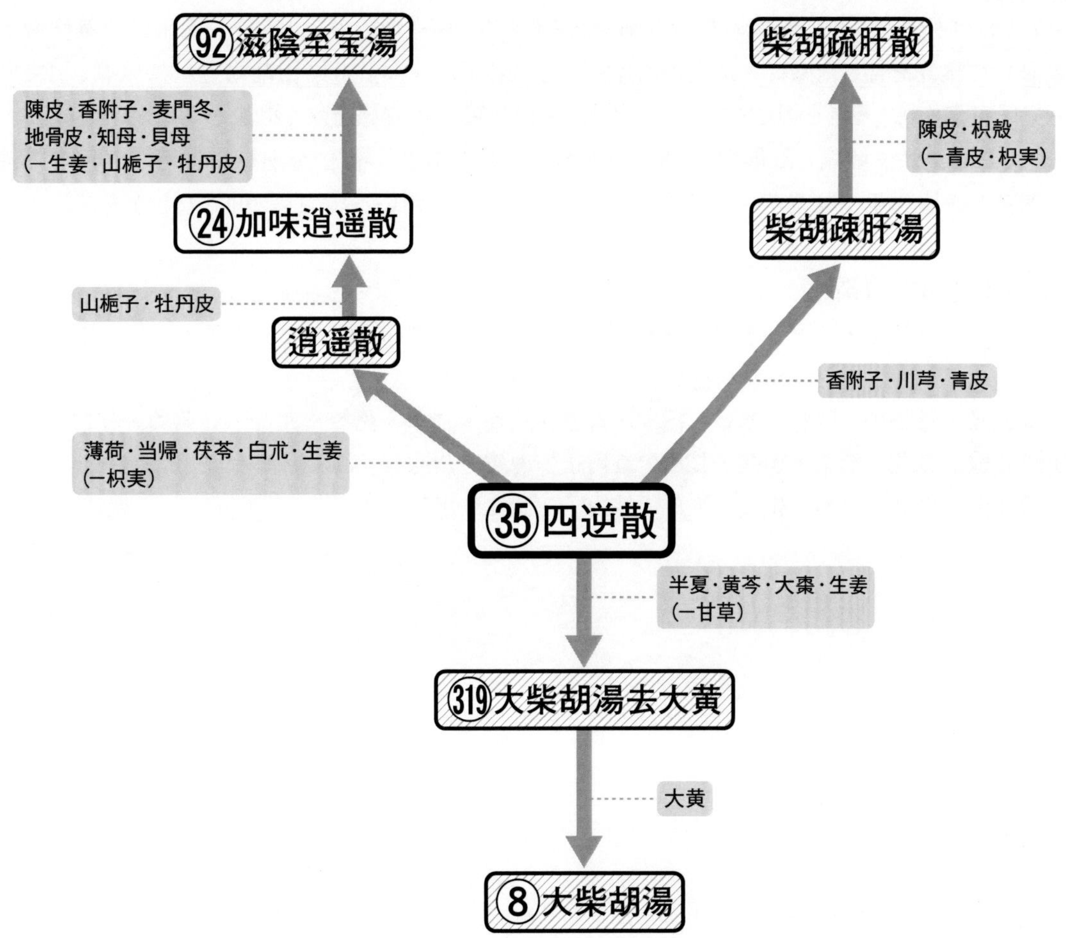

香蘇散【理気の基本方剤Ⅱ】

【構成生薬】

香附子・蘇葉・陳皮・甘草・生姜

【構成解説】

理気作用の香附子・蘇葉・陳皮に**補気**の甘草、**補陽健脾**の生姜が配合された方剤である。また、蘇葉は魚介類の毒を解する働きがあり、魚介類の過食による腹痛・腹満の治療にも用いられる。

【方意解説】

四逆散とは別分類にあたる**理気**の基本方剤である(※p37 四逆散の解説参照)。元来は**理気作用**を用いて、**風寒表証**にて**気滞**を伴った感冒・疫病の治療剤として宋代の『太平恵民和剤局方』に収載されている。諸処方中では**気滞**を除く働きを担っている。応用としては気鬱・不安感を除く用法があるが、**理気薬・清熱薬**を加味してその用法を強調した展開(⇒(67))がある。また、麻黄・杏仁を配し咳に用いる展開(⇒(85))、さらに**理気薬**と**通経作用**の呉茱萸・桂皮を加味して下肢腫痛に用いる展開(⇒(311)) などがある。

【香蘇散を核とする方剤】

(67)女神散　：檳榔子・丁子・木香・香附子・甘草・川芎・(白朮)・人参・黄連・黄芩・桂皮・当帰
(85)神秘湯　：麻黄・杏仁・甘草・蘇葉・厚朴・陳皮・柴胡
(311)九味檳榔湯：檳榔子・厚朴・木香・橘皮・蘇葉・生姜・甘草・茯苓・大黄・呉茱萸・桂皮
柴胡疏肝散：柴胡・芍薬・枳殻・甘草・香附子・陳皮・川芎
柴胡疎肝湯：柴胡・芍薬・枳実・甘草・香附子・青皮・川芎

トピックスXIII　漢方の古典その3　『難経』

『黄帝八十一難経』とも言う。東漢以前の成立と言われ、難題を解釈する方式で記述されている。内容は基礎理論が主で、脈診について、経絡について、臓腑について、病理について、針法についての記述がある。記述の内容から、鍼灸医学の基礎となる古典として重要視されている。

■方剤の系統的解釈 12

香蘇散：香附子・蘇葉・陳皮・甘草・生姜

左上への矢印（↖）：清熱薬を配合しのぼせを伴う不定愁訴に対応した展開（⑥⑦女神散）
左下への矢印（↙）：他の理気の基本方剤・四逆散を配してより理気を強める展開（柴胡疏肝湯）
右下への矢印（↘）：檳榔子・大黄を配して脚気や下肢の浮腫・痛に適応する展開（㉛①九味檳榔湯）
右上への矢印（↗）：麻黄・杏仁を配して気鬱を伴う咳嗽・喘息に適応する展開（⑧⑤神秘湯）

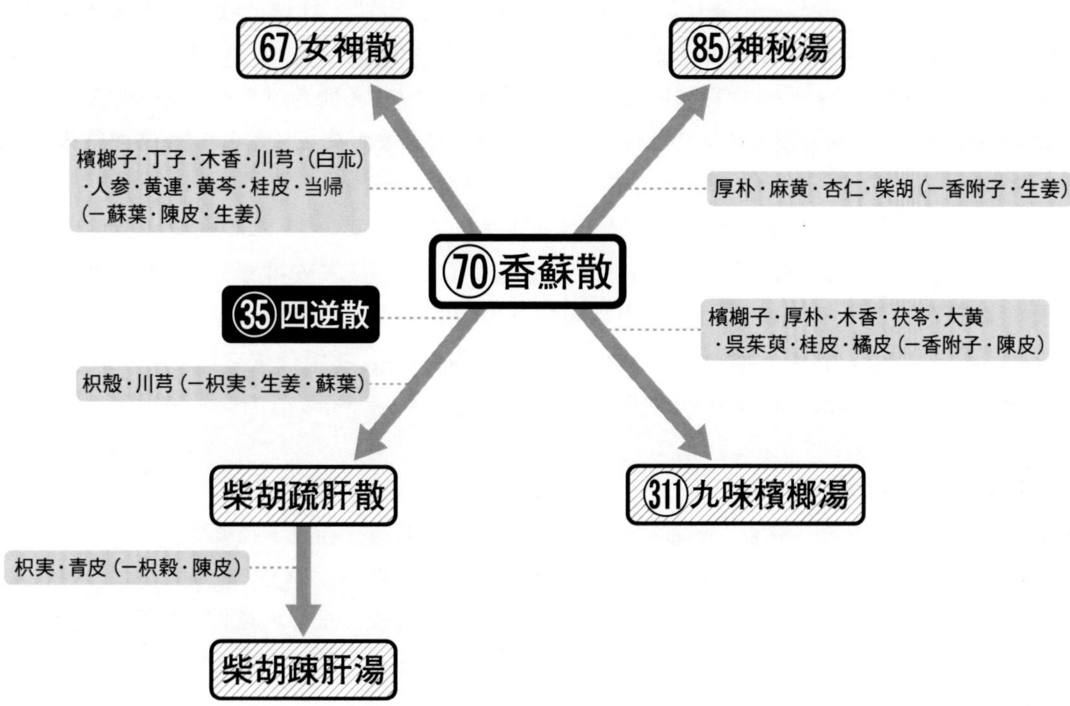

トピックスⅩⅣ　漢方の古典その４　『諸病源候論（しょびょうげんこうろん）』

隋代の巣元方ら撰（610 年）。症候と病因に関する専門書である。各種疾患の病因、病理などを解説しており、疾患の範疇は急性病、伝染病、寄生虫病などがあり、婦人科、小児科、外科手術に及ぶ。後の時代に大きな影響を与えたと評されており、漢方的な病理の理解をより一層深める上で、『素門』『霊樞』に次いで重要な古典と言える。

小柴胡湯 【和解の基本方剤】

【構成生薬】

柴胡・半夏・黄芩・人参・大棗・生姜・甘草

【構成解説】

半夏・黄芩による**湿熱**を除く作用を、柴胡の**引経**作用（※p22 トピックスⅣ参照）によって**少陽経**に向かわせている。人参・甘草は消耗した**気**を補い、生姜・大棗と強調して**脾胃**の機能回復を行なっている。

【方意解説】

和解、**和法**という呼称は、身体に侵襲してきた病因を除去する方法として**汗法**・**吐法**・**下法**を用いる事のできない病態に対して、これらの三法を用いないで病因を解するという意味で名付けられた。そのため小柴胡湯は、「三禁湯」という異名を持つ。実際には特定部位の**湿熱**を除去する働きがある。具体的な作用を説明すると、**風寒の邪**が体表から胸腹部に及び、「胸部の張満感、寒気と発熱が交互に起こり（※**寒熱往来**）、気鬱・食欲不振」など症状が生じた段階を**少陽病**と呼称するが、これらの症状は**少陽経**に沿って現われ、**肝**・**胆**との関連が深い。この**少陽経**に**熱邪**が鬱滞して発症する諸疾患や**肝胆**に関連した諸疾患に小柴胡湯は用いられる。合方、加減方としては、**肝**・**胆**の症状に加え**心**の症状にも考慮して**安神**薬を加えた展開（⇒⑪⑫）、胸部に**湿邪**が停滞してみぞおちに痛みが生じる**小結胸**病への応用（⇒㉝）、咽喉や胸部の異物感を考慮して**痰凝気滞**の対応薬を合方した展開（⇒㊽）、咽喉の熱による痛みを考慮して**清熱**薬を加えた展開（⇒⑽）、浮腫みを考慮し**去湿**薬と合方した展開（⇒⑾）等がある。

【小柴胡湯を核とする方剤】

⑩柴胡桂枝湯　：柴胡・半夏・人参・黄芩・生姜・大棗・甘草・桂皮・芍薬
⑪柴胡桂枝乾姜湯　：柴胡・黄芩・乾姜・甘草・栝楼根・牡蛎・桂皮
⑫柴胡加竜骨牡蛎湯　：柴胡・黄芩・半夏・人参・生姜・大棗・桂皮・茯苓・竜骨・牡蛎
73柴陥湯　：柴胡・半夏・黄芩・人参・大棗・甘草・生姜・黄連・栝楼仁
96柴朴湯　：柴胡・半夏・人参・黄芩・甘草・大棗・生姜・厚朴・蘇葉・茯苓
109小柴胡湯加桔梗石膏　：柴胡・半夏・黄芩・人参・大棗・甘草・生姜・石膏・桔梗
114柴苓湯　：柴胡・黄芩・半夏・人参・甘草・大棗・生姜・猪苓・（白朮）・茯苓・桂皮・沢瀉

■方剤の系統的解釈 13

小柴胡湯：柴胡・半夏・黄芩・人参・大棗・生姜・甘草

左上への矢印（↖）：安神作用の竜骨・牡蛎を配してメンタル症状に対応した展開
左下への矢印（↙）：痰凝気滞から生じる異物感を除く半夏厚朴湯と合方した展開
下方への矢印（↓）：去湿作用の五苓散と合方し、浮腫みや下痢に対応した展開
右下への矢印（↘）：胸中の湿滞による胸満・胸痞を除く小陥胸湯と合方した展開
右上への矢印（↗）：衛・営の両気を補う桂枝湯と合方し少陽経（≒体側面）の行気を意図した展開

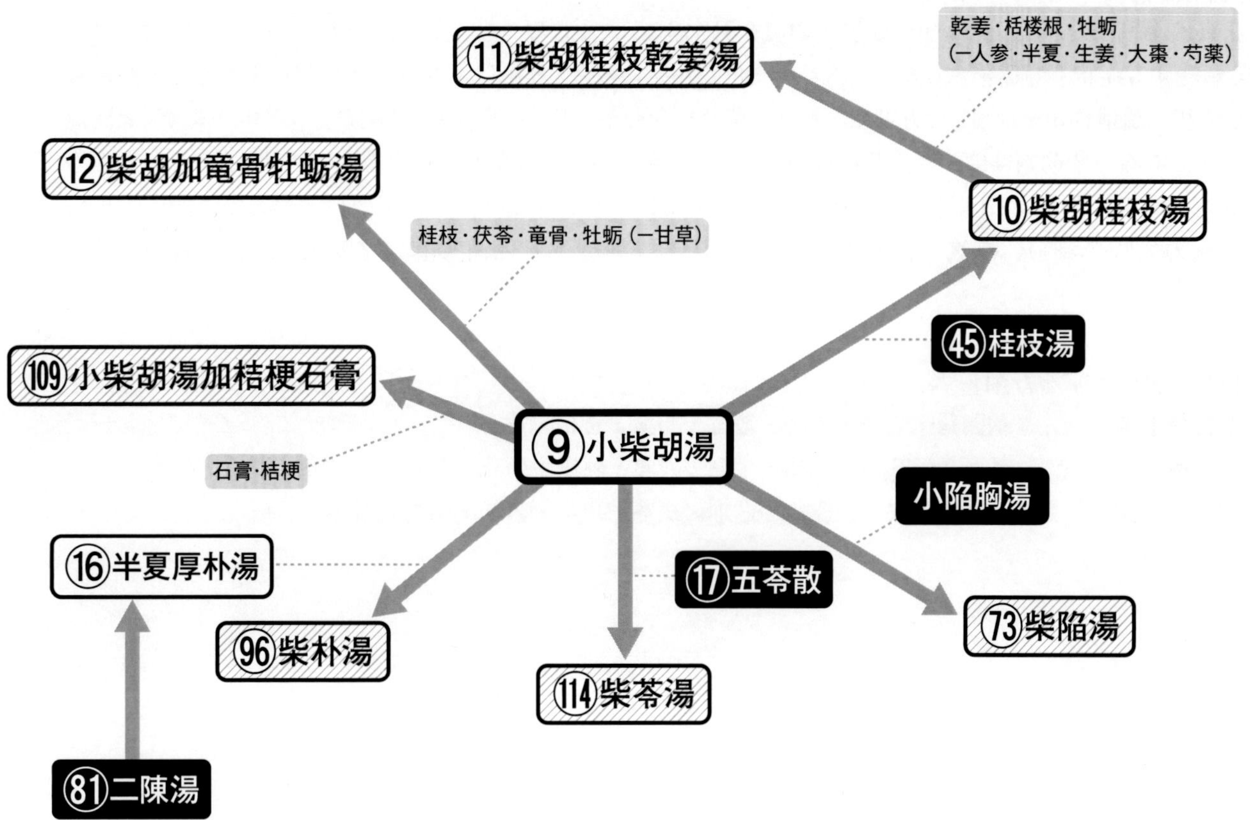

抑肝散 【熄風の基本方剤】

【構成生薬】

釣藤鈎・柴胡・当帰・川芎・白朮・茯苓・甘草

【構成解説】

肝に**気**が鬱滞して生じた**内風**(ないふう)(=癲癇(てんかん)・痙攣(けいれん)・ふるえ・めまい・痒みを体内から引き起こす**邪**)を釣藤鈎が除き、柴胡・川芎の**疏肝**(そかん)作用で**肝**の機能を調節し、当帰の**補血**作用が**肝**を補う構成をなしている。白朮・茯苓は**脾虚**によって停滞した**湿邪**を除き、甘草と共に**気**を補っている。

【方意解説】

元来は小児における、**肝陰虚**が**虚熱・内風**を引き起こして生じる「ひきつけ、発熱、あるいは腹満・食少なく嘔吐する症状」を改善する方剤である。また、小児に限らず**肝風**(かんぷう)による諸症状に用いられる。抑肝散もまた柴胡の**疏泄**(そせつ)作用を意図した方剤であるが、柴胡を含むからと言って一律に柴胡剤とひとくくりにすると間違いの元である。柴胡剤は柴胡と黄芩の組み合わせ(小柴胡湯)、芍薬との組み合わせ(四逆散)と、本剤の釣藤鈎との組み合わせの区別が重要である(※p44 トピックスXⅥ参照)。抑肝散は**清熱薬**の加味(⇒㊻)、**去痰薬**の加味(⇒㊈)、**補気・去痰薬**の加味(⇒㊼)の展開がある(※半夏は、**去痰**作用と**降気**(こうき)作用を併せ持つ生薬)。

【抑肝散を核とする方剤】

㊻七物降下湯	:釣藤鈎・当帰・川芎・地黄・芍薬・黄柏・黄耆
㊼釣藤散	:釣藤鈎・茯苓・甘草・半夏・人参・陳皮・菊花・石膏・麦門冬・防風・生姜
㊈抑肝散加陳皮半夏	:半夏・陳皮・釣藤鈎・白朮・茯苓・川芎・当帰・柴胡・甘草

トピックスXV　漢方の古典その5　『太平恵民和剤局方(たいへいけいみんわざいきょくほう)』

宋代・陳師文らの編著により1078～1085年に刊行。

内容は、現代の薬局方に近い(実際は、薬局方の名の元となった書名)。諸風・傷寒・一切気・痰飲・補虚損・痼冷・積熱・瀉痢・眼目・咽喉口歯・雑病・瘡腫傷折・婦人諸疾・小児諸疾の14部門にわけて疾患と対処法を解説し、巻末では生薬解説を行なっている。現代日本において常用される十全大補湯、四君子湯、逍遥散など、この本を出典とする方剤も多いので、方剤の元の意図を知る上で参考になる図書である。

■方剤の系統的解釈 14

抑肝散：釣藤鈎・柴胡・当帰・川芎・白朮・茯苓・甘草

左上への矢印（↖）：六君子湯及び清熱薬を配し内風に伴うのぼせを抑える展開
左下への矢印（↙）：陳皮・半夏を配し、上昇した内風の気を下げる展開。
右上への矢印（↗）：補陰清熱の生薬を配し、陰虚により生じた内風に対した展開

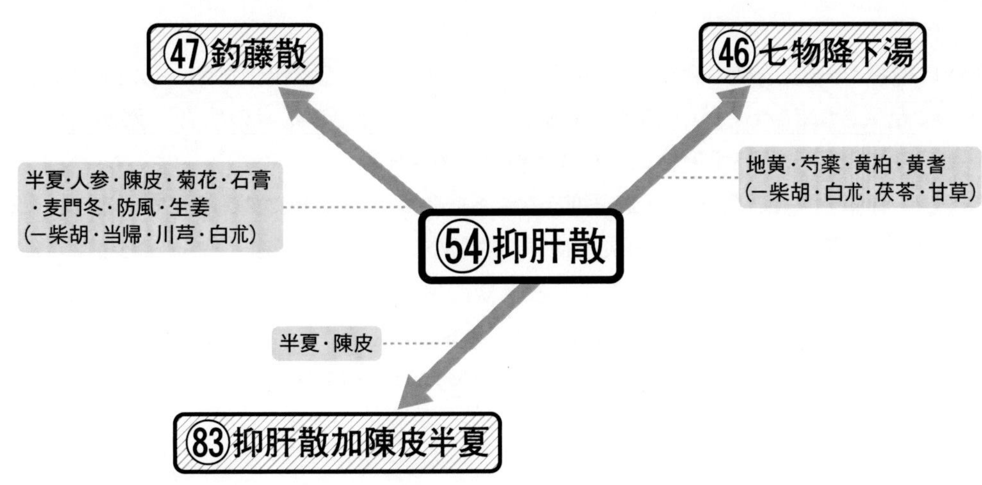

トピックスXVI　柴胡剤三種

柴胡は、**肝**の**疏泄**作用を改善する生薬で、臨床ではストレスに関する疾患に広く応用される。その特徴から、柴胡を含む方剤を「柴胡剤」と総称して、日本の古方派の系列を組む人たちは「胸脇苦満・往来寒熱」を目標所見と考えるが、これでは柴胡を含む方剤の一部を表現するに過ぎない。「胸脇苦満・往来寒熱」は元来、小柴胡湯証の目標所見の一部であり、柴胡剤一般では大雑把過ぎる。以下、三種に分類を試みる。この三種をまずは区別する事で、柴胡剤の理解が深まり、その応用範囲が広がる。

①**柴胡＋黄芩**～**傷寒・少陽病**等に見られる**少陽経**にこもった**湿熱**を除く事を目的とした組み合わせ。
目標所見：「胸脇苦満・往来寒熱（寒熱如瘧）」～胸脇部の苦痛と膨満感・寒熱の往来
方剤例：小柴胡湯・大柴胡湯

②**柴胡＋芍薬**～柴胡の**疏肝**作用を強調すべく、**柔肝**作用の芍薬を配した組み合わせ。
目標所見：「心悸・腹満疼痛・寒熱如瘧」～焦躁感を伴う動悸・腹満
方剤例：四逆散・逍遥散・加味逍遥散

③**柴胡＋釣藤鈎**～**肝気鬱結**によって生じた**内風**に対処した組み合わせ。
目標所見：「発搐咬牙・睡臥不安・驚悸寒熱」～焦躁感を伴うめまい・振え・歯ぎしり
方剤例：抑肝散・抑肝散加陳皮半夏

※柴胡を主薬とする方剤は、いずれも「寒熱往来（寒熱如瘧）・食少（不欲飲食）・脈弦」が共通症状である事を踏まえつつ、上記の目標所見を目安に区別する事でその応用範囲が広がるので参考にしていただきたい。

桂枝茯苓丸【活血の基本方剤】

【構成生薬】
桂皮・茯苓・芍薬・桃仁・牡丹皮

【構成解説】
活血作用の桃仁・牡丹皮を主となし、桂皮の**気**を行らせる作用が補助する。芍薬が**肝**を補う事で**気**の行りを確保しつつ、痙攣性の痛みを和らげる。茯苓は停滞した**痰飲**を除く事で**気血**の妨げを排除する。

【方意解説】
元来は、素体に**癥痼**（≒子宮筋腫の意か？）のある婦人が懐妊して、不正出血を起こした症状の治療薬として『金匱要略』に記載されている。諸説あるが安胎薬ではない。むしろ死産の場合、**癥痼**と共に下す方剤とみなせる。今日では、婦人に限らず**瘀血**による諸疾患に応用される。

血は**陰液**に属し、身体を滋養し**陽気**の暴走を抑える働きを持つ。**血**は**肝**に蓄えられている以外は、常に流れている状態が正常で、滞ると生理的作用を失い病理産物となる。これを**瘀血**と呼ぶ。**瘀血**は新鮮な**血**の生成や流れを阻害し、激しい疼痛を引き起こしたり、各臓器の働きを妨げたりする。その痛みは固定的で激しく鋭く、夜間に増悪する傾向がある。その原因は、寒さ・ストレス・打撲などの外傷や、手術など様々である。本方は**瘀血**を基礎病理に持つ諸疾患の治療剤の核をなしている（⇒㉝㉑⑧⑨⑩⑥⑫⑤）。治打撲一方は桂枝茯苓丸とほとんど構成生薬が異なるが、類似した作用を持つ生薬を用いた構造と言える。

【桂枝茯苓丸を核とする方剤】

㉝大黄牡丹皮湯	：大黄・牡丹皮・桃仁・冬瓜子・芒硝
61桃核承気湯	：桃仁・桂皮・大黄・甘草・芒硝
89治打撲一方	：桂皮・川芎・川骨・甘草・大黄・丁子・樸樕
106温経湯	：麦門冬・半夏・阿膠・当帰・甘草・生姜・人参・桂皮・芍薬・牡丹皮・川芎・呉茱萸
125桂枝茯苓丸加薏苡仁	：薏苡仁・桂皮・芍薬・桃仁・茯苓・牡丹皮
320腸癰湯	：冬瓜子・薏苡仁・牡丹皮・桃仁
桃紅四物湯	：地黄・当帰・芍薬・川芎・桃仁・紅花

■方剤の系統的解釈 15

桂枝茯苓丸：桂皮・茯苓・芍薬・桃仁・牡丹皮

上方への矢印（↑）：補陰補陽の生薬を配し、子宮を温めたり、経絡の運行改善を意図した展開
下方への矢印（↓）：薏苡仁・大黄・桂皮等、瘀血の状態を考慮し治療効果に工夫を加えた展開

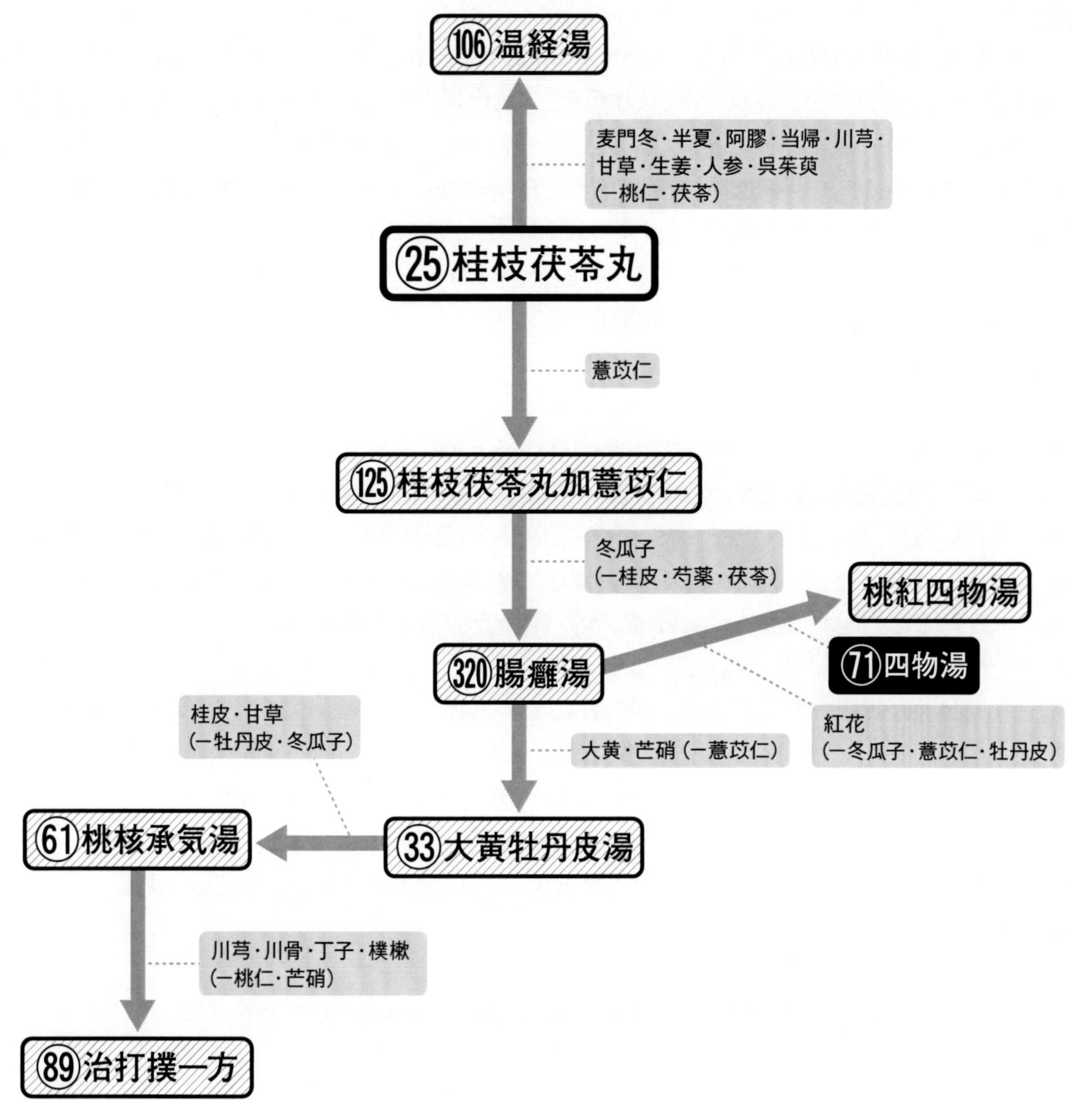

川芎茶調散 【去風の基本方剤】

【構成生薬】

香附子・川芎・荊芥・薄荷・白芷・防風・羌活・茶葉・甘草

【構成解説】

荊芥・薄荷・白芷・防風・羌活・茶葉はすべて**去風**作用を持ち、川芎が薬効を頭部へ向ける事で**風邪**によって生じた頭痛、眩暈、のぼせ等の症状を改善する方剤である。香附子は**気滞**を除き、甘草は疼痛を和らげる。

【方意解説】

外風による頭痛の治療方剤である。本方の出典である『太平恵民和剤局方』には「丈夫婦人、諸風上り攻め、頭目昏重、偏正疼痛、鼻塞り声重く、傷風壮熱、肢体煩疼し、肌肉蠕動し、膈の熱痰盛んにして、婦人血風攻し、太陽の穴疼くを治す。但、是れ風気に感ぜば悉く皆これを治す。」と記述されている。つまり、頭痛に限らず**去風剤**の基本方剤とみなして、**補血・補陰**の薬と配合(⇒㉒㊽)したり、**清熱薬**と配合(⇒㊿)したり、あるいは**補血薬**や**清熱薬**の両方共に配合した展開(⇒㊿⑯⑳)が医科向け・薬科向けの方剤によく見られる。また、**活血薬**と配合(⇒㉝㊹)した展開、**瀉下薬**との配合(⇒㉜)等の展開も見られる。さらに**去風薬**の組み合わせとしては類似方剤もいくつかある(⇒⑥⑩⑪)。

【川芎茶調散を核とする方剤】

⑥十味敗毒湯	:桔梗・茯苓・生姜・樸樕・川芎・荊芥・防風・甘草・独活・柴胡
㉒消風散	:蝉退・防風・荊芥・甘草・牛蒡子・蒼朮・木通・石膏・知母・苦参・胡麻・地黄・当帰
㊿荊芥連翹湯	:黄連・黄芩・黄柏・山梔子・地黄・当帰・芍薬・桔梗・枳実・川芎・甘草・荊芥・薄荷・白芷・防風・連翹・柴胡
㊸疎経活血湯	:芍薬・地黄・当帰・桃仁・牛膝・蒼朮・茯苓・陳皮・生姜・威霊仙・川芎・甘草・羌活・防風・白芷・防己・竜胆
㊽清上防風湯	:黄芩・黄連・山梔子・連翹・浜防風・白芷・荊芥・薄荷・川芎・甘草・枳実・桔梗
㊾治頭瘡一方	:連翹・忍冬・川芎・荊芥・防風・甘草・紅花・大黄・蒼朮
62防風通聖散	:当帰・芍薬・川芎・荊芥・防風・薄荷・甘草・白朮・麻黄・連翹・生姜・山梔子・黄芩・桔梗・石膏・大黄・滑石・芒硝
76竜胆瀉肝湯(一貫堂)	:地黄・当帰・芍薬・川芎・甘草・連翹・薄荷・浜防風・黄連・黄芩・黄柏・山梔子・竜胆・車前子・沢瀉・木通
80柴胡清肝湯	:当帰・地黄・芍薬・川芎・黄連・黄芩・黄柏・山梔子・柴胡・連翹・薄荷・牛蒡子・栝楼根・桔梗・甘草
86当帰飲子	:当帰・地黄・芍薬・何首烏・黄耆・川芎・甘草・防風・荊芥・蒺莉子
97大防風湯	:地黄・芍薬・当帰・人参・(白朮)・黄耆・大棗・乾姜・牛膝・杜仲・附子・甘草・川芎・羌活・防風
101升麻葛根湯	:葛根・芍薬・升麻・甘草・生姜
110立効散	:細辛・升麻・防風・甘草・竜胆
荊防敗毒散	:独活・連翹・川芎・甘草・荊芥・薄荷・防風・羌活・金銀花・柴胡・前胡・桔梗・茯苓・枳穀

■方剤の系統的解釈 16

川芎茶調散：香附子・川芎・荊芥・薄荷・白芷・防風・羌活・茶葉・甘草

上方への矢印（↑）：去風薬を組み換える事で様々な風邪による疾患に対応した展開
左方への矢印（←）：補血の四物湯と合する事で、乾燥による痒み、陰虚を伴う痛みに対応した展開
下方への矢印（↓）：清熱の黄連解毒湯と合する事で、風熱によって生じる諸疾患に対応した展開

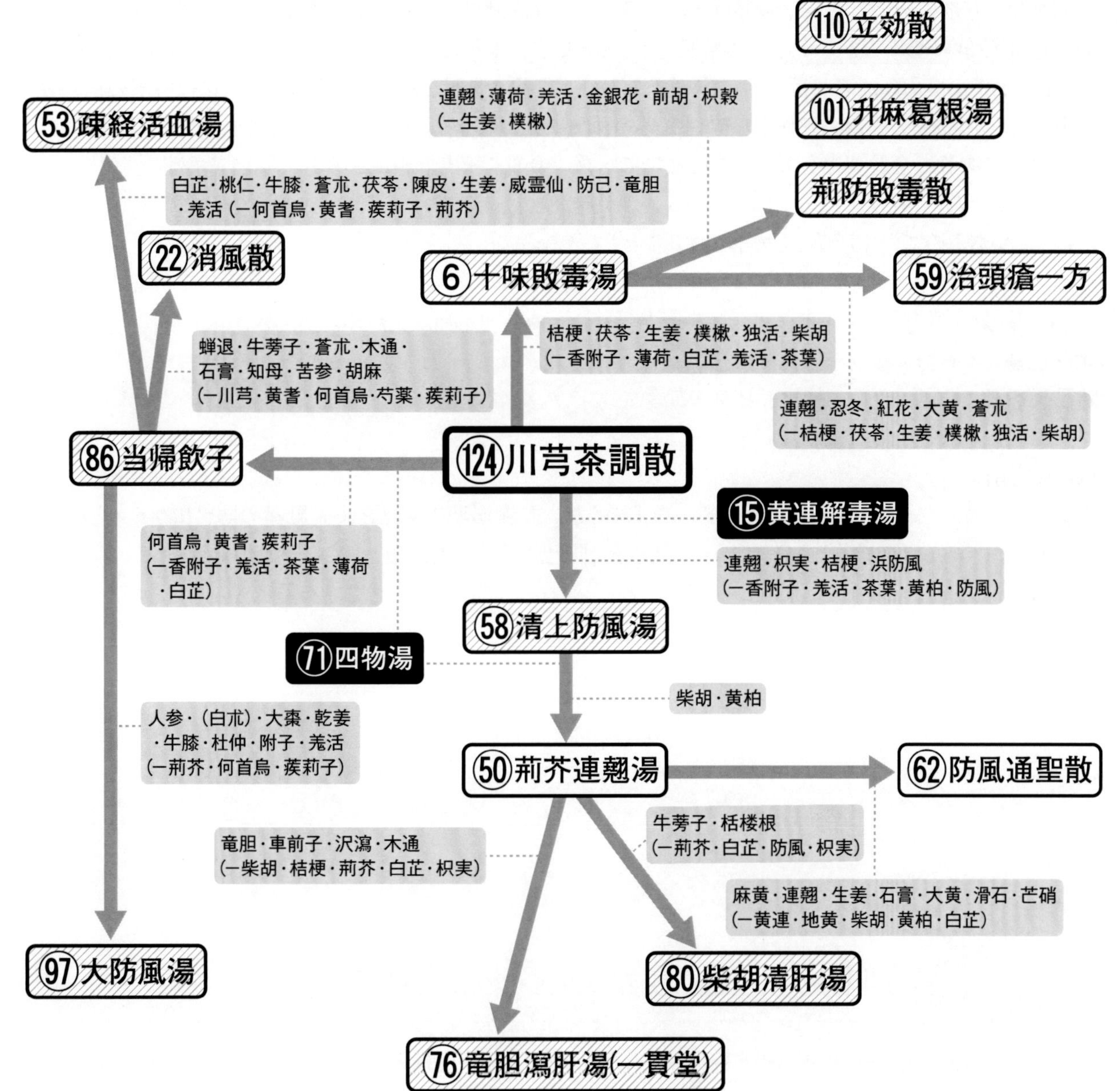

防已黄耆湯 【去風湿の基本方剤】

【構成生薬】

黄耆・防已・(白朮)・大棗・甘草・生姜

【構成解説】

去湿(=広義の湿)の作用と共に**去風**作用を併せ持つ防已に、**補気**作用を持つ黄耆・白朮が配合され、**健脾**作用で**補気**を助ける大棗・甘草・生姜が補助として用いられた構成を持つ。

【方意解説】

湿邪を除く方剤の一つである。**湿邪**はその状態、つまり流動性の差異から、**飲**、狭義の**湿**、**痰**の三つに分類(※p51 除飲の基本方剤・五苓散の解説参照)できるが、本剤はどちらかと言えば**飲**を除く方剤と言える。

単に**飲**を除くのであれば五苓散が基本方剤であるが、**風邪**と**湿邪**が結合した**風湿**を除くには**去湿**の剤に**去風薬**を加えるか、**去湿**と**去風**の両作用を持つ生薬を用いる必要がある(※防已は**除飲**と**去風作用**を併せ持つ)。本剤の出典である『金匱要略』には、「風水にて脈浮、身重く汗出で悪風する者、防已黄耆湯之を主る。」と簡潔に表記されている。つまり、浮腫があり、体が重だるく、寒気のする者に用いるというのである。また、汗にも言及があるので、止汗薬として解釈することもできる。

【防已黄耆湯の類方】　※木防已湯は防已黄耆湯に比し**清熱薬**を加味したものと解釈できる。

㊱木防已湯　：石膏・桂皮・人参・防已

防已茯苓湯：防已・茯苓・桂皮・甘草・黄耆

類似構成方剤

※防已黄耆湯の主構成である防已・黄耆・白朮のうち、**去風湿薬**の防已を、**去風薬**の防風に換えると**固渋薬**の一つである玉屏風散となる。こうして眺めると防已黄耆湯の**固渋薬**としての側面が見えてくる。

玉屏風散　：黄耆・防風・白朮

トピックスXⅦ　漢方の古典その6　『医心方』

982年　丹波康頼撰。中国の古医書を整理編集したものである。内容は医学理論から臨床に関するものまで幅広く記述されている。具体的には臨床各科の病証、薬物、鍼灸経穴、養生導引、飲食の禁忌などが書かれている。現代では中国においても散逸してしまった古典の記述が少なからず残っており、唐代以前の医学文献の研究における重要な資料となる。

■方剤の系統的解釈 17

防己黄耆湯：黄耆・防己・（白朮）・大棗・甘草・生姜

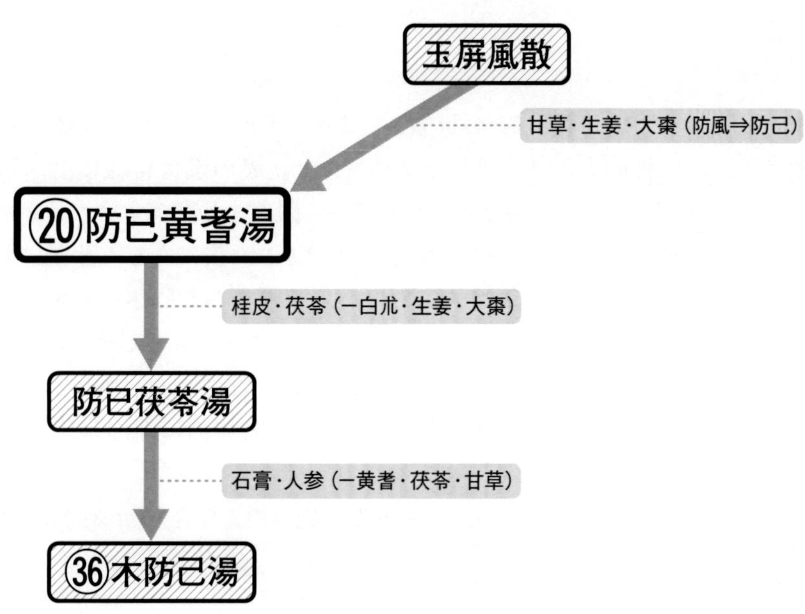

トピックスXVIII　漢方の古典その7　『小児薬証直訣』

別名『銭氏小児薬証直訣』とも呼ばれる。宋代の小児科である銭乙選、1119年の成立。小児の診断と治療法と医案が記された、小児臨床における実用書である。

本書は、六味丸の出典とされる。銭乙は本書において、小児の**五遅**、すなわち**立遅**・**行遅**・**髪遅**・**歯遅**・**語遅**などの成長不良の治療法として、『傷寒雑病論』に記されていた八味丸（八味地黄丸）から桂皮・附子を除いて六味丸を創作したとされる（※p25 補精の基本方剤・六味丸を参照）。

五苓散【除飲の基本方剤】

【構成生薬】

桂皮・茯苓・猪苓・白朮・沢瀉

【構成解説】

除飲作用の沢瀉・猪苓・茯苓に、さらに**健脾**作用を併せ持つ白朮を加え、**表**の**気**の行りを促す桂皮が補助した構成を持つ。

【方意解説】

湿邪を除く方剤の一つである。**湿邪**はその状態、つまり流動性の差異から、**飲**、狭義の**湿**、**痰**の三つに分類できる。**飲**は最も流動性の大きい浮腫み等が相当し、狭義の**湿**は組織に浸み込んだ状態で**飲**ほどの流動性はない。**痰**は固まりつつある状態で流動性に乏しく固着する事が多い。オノマトペ(＝擬態語)で表現するとジャブジャブした**飲**、ジメジメした狭義の**湿**、ヌルヌルした**痰**である。診断においてはこうしたイメージ作りが威力を発揮するので参考にしていただきたい。**飲**を除くには沢瀉・猪苓・茯苓などを、狭義の**湿**を除くには蒼朮・白朮などを、**痰**を除くには半夏・天南星・貝母などを用いて対応する。実際の臨床では**飲**・**湿**・**痰**が単独で存在するケースは稀と思われるが、方剤を学ぶ上でまずはしっかり分類し、状況に応じて組み合わせて対処する事で的確な治療法を見出だす事ができる。具体的に「沈重感、浮腫み、下痢」などの症状に対して、**除飲**を意図する場合は五苓散が基本方剤である。また、その展開として補血薬との配合(⇒㉓56112)、小柴胡湯との合方(⇒114)、そのほか**去湿薬**の組み換えや合方(⇒39㊵115117118)等の応用がある。

【五苓散を核とする方剤】

㉓当帰芍薬散	：当帰・芍薬・川芎・(白朮)・茯苓・沢瀉
39苓桂朮甘湯	：桂皮・茯苓・白朮・甘草
㊵猪苓湯	：猪苓・茯苓・沢瀉・滑石・阿膠
56五淋散	：当帰・地黄・芍薬・茯苓・沢瀉・滑石・車前子・木通・甘草・山梔子・黄芩
112猪苓湯合四物湯	：地黄・芍薬・川芎・当帰・沢瀉・猪苓・茯苓・阿膠・滑石
114柴苓湯	：柴胡・黄芩・半夏・人参・甘草・大棗・生姜・猪苓・(白朮)・茯苓・桂皮・沢瀉
115胃苓湯	：厚朴・蒼朮・陳皮・甘草・生姜・大棗・白朮・茯苓・桂皮・沢瀉・猪苓
117茵陳五苓散	：沢瀉・(白朮)・猪苓・茯苓・桂皮・茵蔯蒿
118苓姜朮甘湯	：乾姜・茯苓・白朮・甘草

■方剤の系統的解釈 18

五苓散：桂皮・茯苓・猪苓・白朮・沢瀉

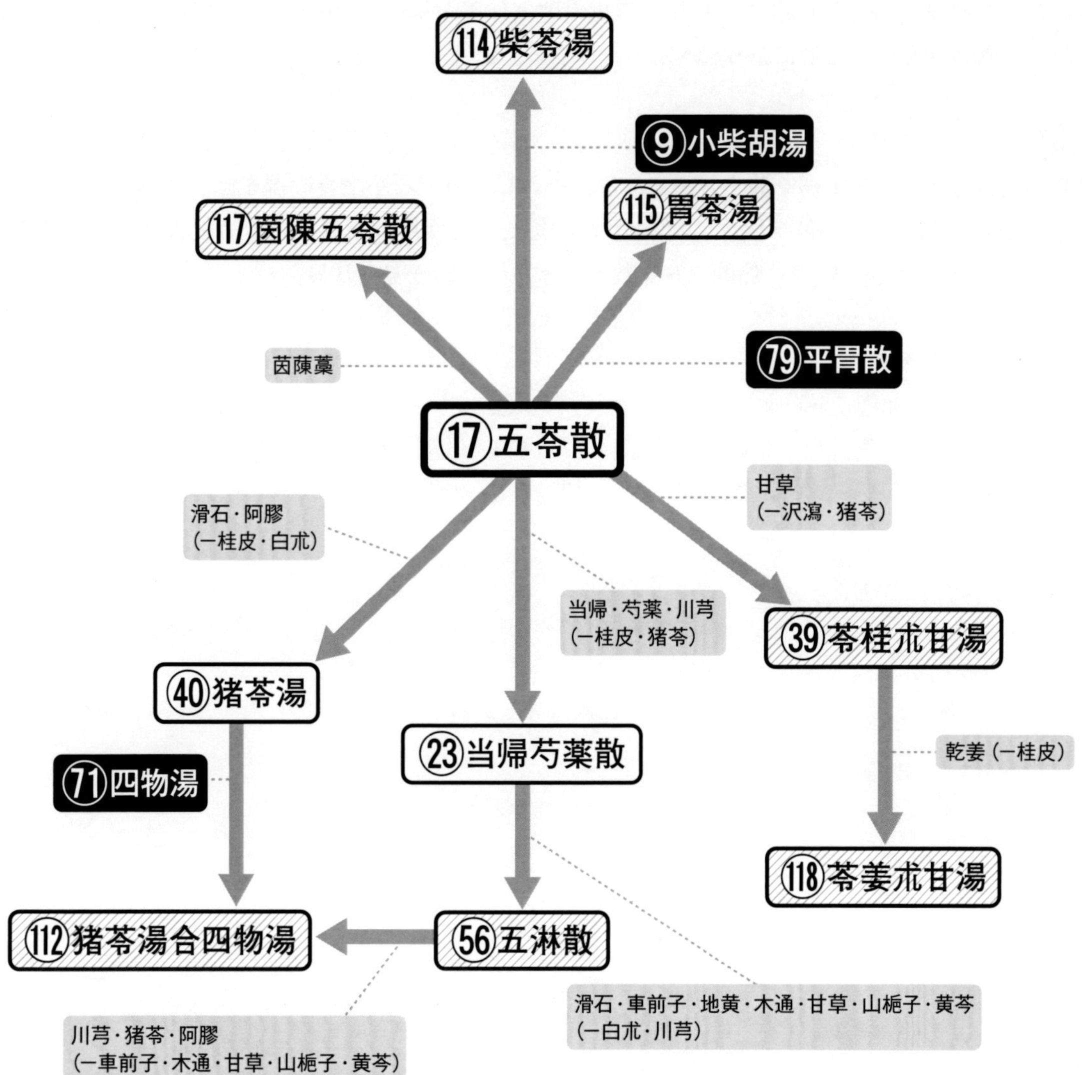

平胃散 【燥湿の基本方剤】

【構成生薬】

蒼朮・厚朴・陳皮・大棗・甘草・生姜

【構成解説】

蒼朮の強力な**去湿**(狭義の湿)作用に、厚朴・陳皮の**理気**作用が補助した構成をなしている。さらに大棗・甘草・生姜の**健脾**作用を加えた形になっている。

【方意解説】

元来は食べ過ぎなどによる**食滞**(しょくたい)を除く方剤である。そればかりでなく狭義の**湿**を除く基本方剤として(※p51 五苓散の解説参照)、浸出液を伴うジメジメした状態を除く作用に優れている。展開としては**補血薬**、**去風薬**を配合した展開(⇒53 63)や、**除飲**の五苓散との合方(⇒115)が見られる。

【平胃散を核とする方剤】

53疎経活血湯	:芍薬・地黄・川芎・当帰・桃仁・牛膝・茯苓・蒼朮・陳皮・甘草・生姜・威霊仙・羌活・防已・防風・白芷・竜胆
63五積散	:当帰・芍薬・川芎・白芷・麻黄・桂皮・大棗・桔梗・枳実・厚朴・蒼朮・陳皮・甘草・生姜・半夏・茯苓
115胃苓湯	:厚朴・蒼朮・陳皮・甘草・生姜・大棗・白朮・茯苓・桂皮・沢瀉・猪苓

トピックスXIX　漢方の古典その8　『婦人良方大全』(ふじんりょうほう)

宋代、陳自明・良甫により1237年に書かれたもの。内容は、宋代以前の産科・婦人科に関する専門書である。調経・衆疾・求嗣・胎教・妊娠・坐月・産難・産後の各編に分けて、産科・婦人科に関する生理・病理・治療法が記述された実用書である。

■方剤の系統的解釈 19

平胃散：蒼朮・厚朴・陳皮・大棗・甘草・生姜

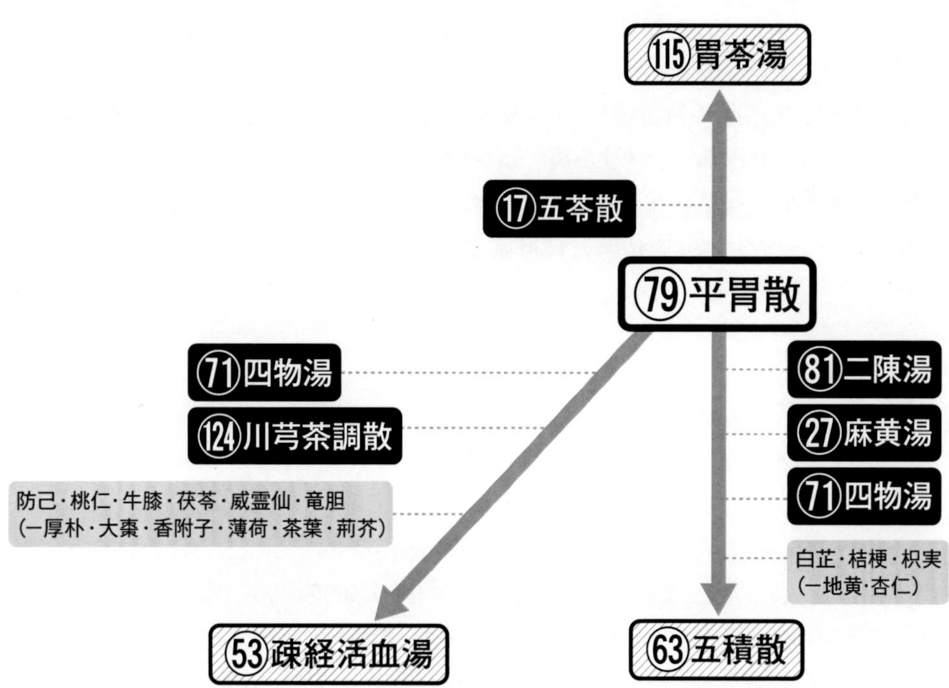

トピックスXX　漢方の古典その9　『本草綱目』

明代・李時珍著。1578年に世に著された。内容は、著者の実地調査と臨床経験に基づく薬物1892種、附方1万余方の情報と、絵図1千余が収載されており、62類に分類された薬物それぞれに釈名・集解・正誤・修治・気味・主治・発明・附方が記述されている。海外からも高い評価を得ており、翻訳、出版されている。

二陳湯 【去痰の基本方剤】

【構成生薬】

半夏・陳皮・茯苓・生姜・甘草

【構成解説】

去痰作用の半夏・茯苓に**理気**作用の陳皮が補佐し、**健脾**作用の生姜・甘草が加えられている。

【方意解説】

去痰の方剤である（※p51 五苓散の解説参照）。ヌルっとした咯痰から、柔軟なシコリや贅肉と呼ばれる過剰な脂肪まで、流動性を失った**湿邪**を意味する**痰**を除く上で重要位置を占める。また、半夏・茯苓の**気**を下げる作用が悪心嘔吐、めまい、痰咳、喘息の治療にも優れた効能を示す。展開として、いくつかの加減方（⇒⑯㉑⑯⑲）、四君子湯との合方（⇒㊲㊸㊼㊻）、**疏肝薬**との合方（⇒83 91 92 96）、**去風薬**との配合（⇒63 88）等がある。

【二陳湯を核とする方剤】

⑯半夏厚朴湯	：厚朴・蘇葉・半夏・茯苓・生姜
㉑小半夏加茯苓湯	：半夏・生姜・茯苓
㊲半夏白朮天麻湯	：人参・白朮・半夏・陳皮・茯苓・生姜・天麻・黄耆・黄柏・麦芽・乾姜・沢瀉
㊸六君子湯	：半夏・陳皮・茯苓・甘草・生姜・人参・（白朮）・大棗
㊼釣藤散	：釣藤鈎・人参・半夏・茯苓・甘草・陳皮・菊花・石膏・麦門冬・防風・生姜
63五積散	：当帰・芍薬・川芎・白芷・麻黄・桂皮・大棗・桔梗・枳実・厚朴・蒼朮・甘草・生姜・陳皮・半夏・茯苓
66参蘇飲	：人参・半夏・陳皮・茯苓・甘草・生姜・大棗・枳実・葛根・桔梗・蘇葉・前胡
83抑肝散加陳皮半夏	：半夏・陳皮・茯苓・甘草・白朮・川芎・釣藤鈎・当帰・柴胡
88二朮湯	：天南星・半夏・陳皮・茯苓・甘草・生姜・黄芩・香附子・威霊仙・和羌活・蒼朮・白朮
90清肺湯	：当帰・生姜・甘草・陳皮・茯苓・貝母・桔梗・杏仁・麦門冬・天門冬・黄芩・山梔子・桑白皮・大棗・五味子・竹筎
91竹筎温胆湯	：半夏・陳皮・茯苓・甘草・生姜・枳実・竹筎・香附子・桔梗・黄連・人参・柴胡・麦門冬
92滋陰至宝湯	：柴胡・芍薬・香附子・薄荷・当帰・白朮・甘草・陳皮・茯苓・貝母・麦門冬・地骨皮・知母
96柴朴湯	：柴胡・人参・黄芩・半夏・茯苓・甘草・生姜・厚朴・蘇葉・大棗
116茯苓飲合半夏厚朴湯	：生姜・茯苓・半夏・陳皮・厚朴・人参・蘇葉・枳実・（白朮）
119苓甘姜味辛夏仁湯	：茯苓・甘草・半夏・乾姜・五味子・杏仁・細辛

■方剤の系統的解釈 20

二陳湯：半夏・陳皮・茯苓・生姜・甘草

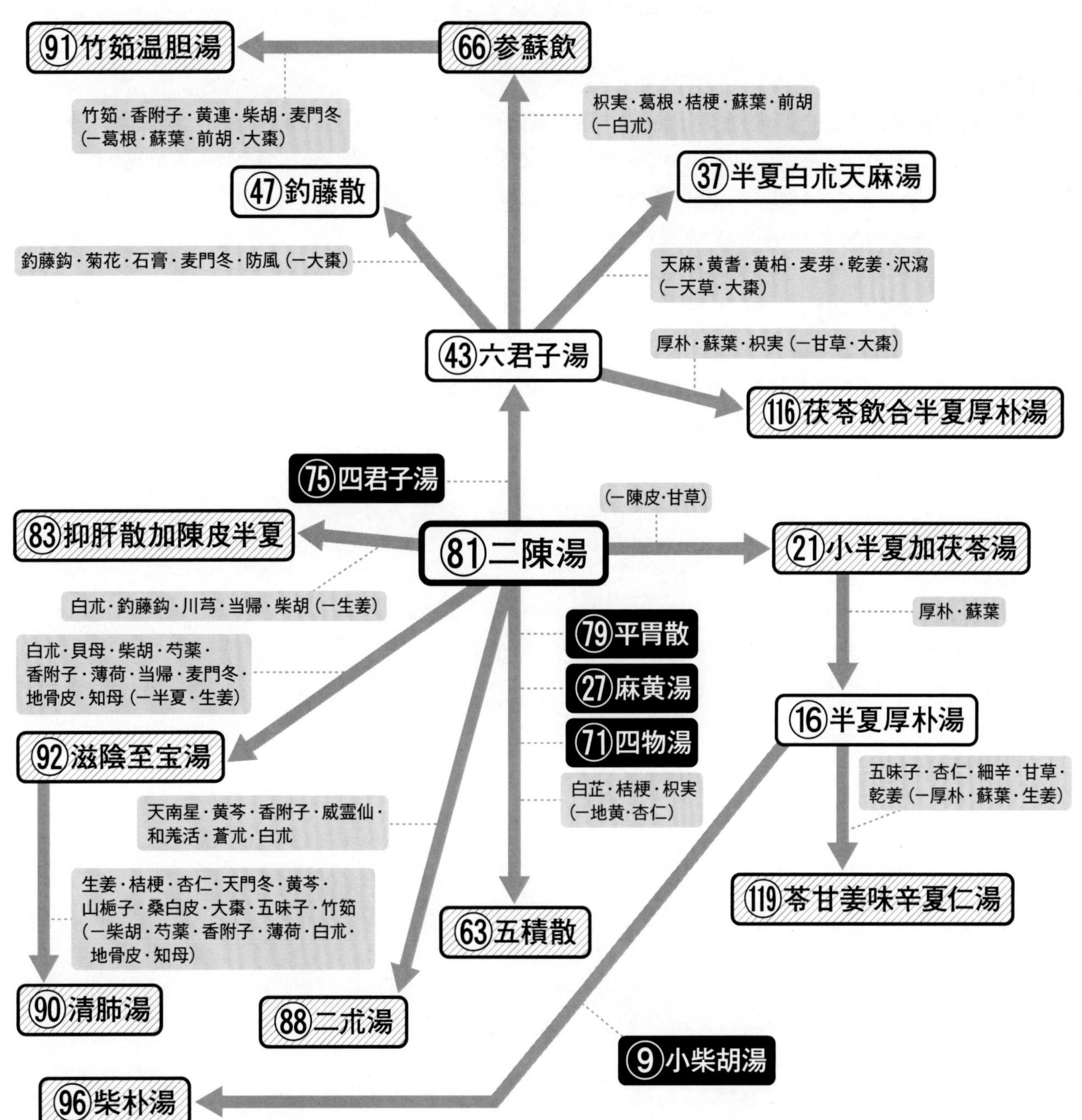

小陥胸湯 【寛胸の基本方剤】

【構成生薬】
黄連・半夏・栝楼仁

【構成解説】
去痰作用の半夏・栝楼仁に、胸部付近の**清熱**作用を持つ黄連を配合した構成を持つ。

【方意解説】
胸膈部の**痰熱**(たんねつ)(※p55 去痰の基本方剤・二陳湯の解説参照)を除く方剤である。胸膈部は上半身と下半身を結ぶ位置であり、**気**の行(めぐ)りのトラブルを起こしやすい部位でもある。そのため、**腹診**の際にも重要視される部位でもある。小陥胸湯は、柴胡剤・瀉心湯類と並んで、胸部・胸膈部の痞(つか)えを除く重要な方剤である。その応用は、**補気薬**との配合(⇒⑭⑬⑳)が見られる。

【小陥胸湯を核とする方剤】
⑭半夏瀉心湯：半夏・黄連・人参・乾姜・甘草・大棗・黄芩
㊸柴陥湯　　：柴胡・黄芩・人参・大棗・甘草・生姜・半夏・黄連・栝楼仁
⑳黄連湯　　：半夏・黄連・人参・乾姜・甘草・大棗・桂皮

トピックスXXI　漢方の古典その10　『万病回春』(まんびょうかいしゅん)

明代・龔廷賢撰。1587年。『黄帝内経』より金元四大家までの医学書を編纂したもの。上巻に総論、下巻に各論が記され、病証の解説と治療方剤が多く記載されている。韓国・日本において評価が高く、多くの書物に引用されている。現代日本においても、製品化されている方剤の中で本書を出典とする方剤は少なくない。

■方剤の系統的解釈 21

小陥胸湯：黄連・半夏・栝楼仁

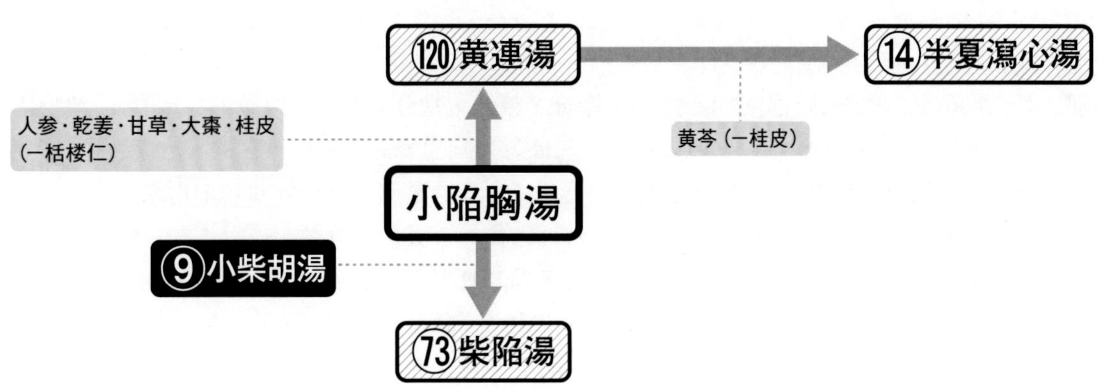

トピックスXXII　漢方の古典その11　『東医宝鑑』

李氏朝鮮・許浚撰。1596年成立、1613年刊行。中国の医書を編纂したもの。生理・病理を、内景・外形・雑病に分類解説し、分類ごとに証候・病因・治法・方剤・単方・鍼灸治療法などを記述している。朝鮮に伝入した中国医書の集大成であると同時に、朝鮮半島の郷薬をも収載しており、海外からも高い評価を得ている。例えば『朝鮮医学史及び疾病史』の著者である三木栄氏は、本書を明代の『医学入門』と並べて、朝鮮半島の李朝時代に活用された代表的な書物として挙げている。また、本書を明化した李朱医学の引用であるとしながらも、著者許浚の信奉する道教の功利主義を適用した、詳確を期した非常な労作と評している。朝鮮半島の中国由来の伝統医学を東医学と称するが、この呼称の由来は本書であり、韓国では今日に至るまで、朝鮮半島最上の医書として尊重されている。

白虎湯【清熱の基本方剤Ⅰ】

【構成生薬】
石膏・知母・粳米・甘草

【構成解説】
気分の熱（以下解説参照）を冷ます石膏・知母に**脾胃**を補い保護する粳米・甘草が配合された方剤。

【方意解説】
熱邪による疾患は、停滞した部位の深さにより**衛分**(えぶん)・**気分**(きぶん)・**営分**(えいぶん)・**血分**(けつぶん)の四通りに分類し、治療薬を選択する（※p60 トピックスXXⅣ参照）。この分類は、元は急性疾患である**温病**(うんびょう)の診断・治療として考案された理論ではあるが、**熱邪**を病因とした様々な疾患に応用できる。**温病**以外の疾患に応用する際、簡易的に**衛気**と**営血**とに二分するだけでも有用であるが、これは古典的な**表裏**の分類に一致する。**熱邪**による難治性の疾患の治療において、より繊細な治療を必要とする時に**衛気営血**の四分類は大変有用である。ここで取り上げる白虎湯は石膏・知母を主要構成とし、**気分**の**熱**を除く基本方剤である。展開として人参の加味（⇒㉞）、**去風薬**との配合（⇒㉒）、**補陰薬**との配合（⇒⑭）が見られる。

【白虎湯を核とする方剤】
㉒消風散　：蝉退・防風・荊芥・牛蒡子・蒼朮・木通・甘草・石膏・知母・苦参・胡麻・地黄・当帰
㉞白虎加人参湯：石膏・知母・粳米・甘草・人参
⑭辛夷清肺湯　：石膏・知母・黄芩・山梔子・枇杷葉・百合・麦門冬・升麻・辛夷

トピックスXXⅢ　漢方の古典その12　『外科正宗(げかせいそう)』

明代・陳実功撰、1617年成立の中医学の外科を代表する古典である。外科とは体表面のデキモノ、腫瘍、外傷に対応する科を示し、現代西洋医学のSurgeryとは若干意味を異にする。むしろ、皮膚科・耳鼻科・整形外科と重なる内容を含む。治療法は主に内服薬で、**鼻痔**、現代医学では鼻茸に相当する疾患の切除など一部外科的治療法も示されている。ちなみに現代日本において鼻炎や副鼻腔炎などに用いられる辛夷清肺湯の出典は本書で、**鼻痔**の内服的治療法として紹介されている。

■方剤の系統的解釈 22

白虎湯：石膏・知母・粳米・甘草

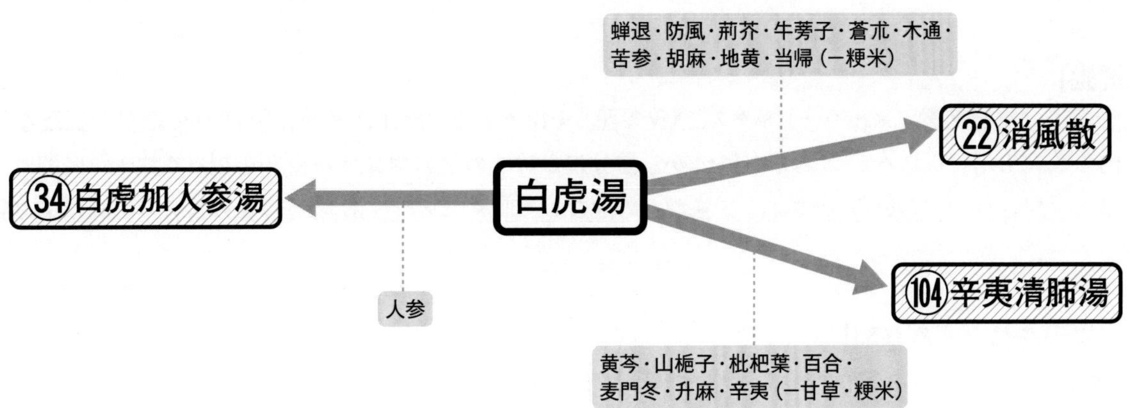

トピックスXXⅣ　衛気営血の話

清代に成立した**温病学**（うんびょうがく）派が、急性熱性病である**温病**の病因の深さと重篤の度合いを見図る目的で考案した分類法である。具体的には、症状から病因である**熱邪**が留まる部位を、その深さで**衛分・気分・営分・血分**に分類した。おおよその症状は以下に示すとおりである。簡易的には「白虎湯の解説」で示したとおり<衛気分・営血分>に二分するだけでも臨床上便利である。

「**衛 分**」は発熱頭痛など症状が体表面に留まり<裏（内臓）>に及んでない状態を示す。
　薄荷（肺）、**金銀花**（肺）

「**気 分**」は熱が高く唇舌が紅色になり症状が内臓にも及んだ段階を示す。
　石膏（肺・胃）、**柴胡**（肝・胆）、**竜胆草**（肝・胆・腎）、**山梔子**（三焦）、**知母**（肺・胃・腎）

「**営 分**」は症状が一層進み高熱・意識の混濁・痙攣など症状を示す。
　黄連（心）、**黄芩**（肺・胃）、**黄柏**（腎）、**大黄**（胃・大腸・肝）

「**血 分**」にまで進むと人事不詳・紅斑・出血などの症状を現わし、重篤な状態である。
　地黄（肝・腎）、**牡丹皮**（心・肝）、**犀角**（心・肝）

※（　）内は生薬の効果が及ぶ臓器・関連経絡を示す。

黄連解毒湯 【清熱の基本方剤Ⅱ】

【構成生薬】
黄連・黄芩・黄柏・山梔子

【構成解説】
営分の熱を冷ます黄芩・黄連・黄柏に**気分の熱**を冷ます山梔子が配合された構成をなしている。

【方意解説】
黄連解毒湯は**営分の熱**（※p60 トピックスXXⅣ参照）を冷ますので出血性及び化膿性の疾患や、**狂乱**などの精神的疾患にも用いられる。諸処方中**気分**から**営分**にかけての**熱**に対処する役割を担っており、展開として**補血薬**との配合（⇒(50)(57)(67)(76)(80)(93)）、**去風薬**との配合（⇒(50)(58)(76)(80)）、**清熱薬**の組み換え（⇒(113)(121)(135)(314)）がある。

【黄連解毒湯を核とする方剤】

(50)**荊芥連翹湯**　：黄連・黄芩・黄柏・山梔子・地黄・当帰・川芎・芍薬・桔梗・枳実・甘草・荊芥・柴胡・薄荷・白芷・防風・連翹
(57)**温清飲**　：黄連・黄芩・黄柏・山梔子・地黄・当帰・川芎・芍薬
(58)**清上防風湯**　：黄芩・黄連・山梔子・浜防風・白芷・連翹・荊芥・薄荷・枳実・甘草・川芎・桔梗
(67)**女神散**　：当帰・川芎・（白朮）・人参・甘草・黄連・黄芩・檳榔子・丁子・木香・香附子・桂皮
(76)**竜胆瀉肝湯**　：地黄・当帰・黄芩・山梔子・竜胆・甘草・車前子・沢瀉・木通
(76)**竜胆瀉肝湯**(一貫堂)　：地黄・当帰・芍薬・川芎・黄連・黄芩・黄柏・山梔子・竜胆・車前子・沢瀉・甘草・連翹・薄荷・浜防風・木通
(80)**柴胡清肝湯**　：当帰・地黄・芍薬・川芎・黄連・黄芩・黄柏・山梔子・柴胡・連翹・薄荷・牛蒡子・栝楼根・桔梗・甘草
(93)**滋陰降火湯**　：当帰・地黄・芍薬・黄柏・知母・麦門冬・天門冬・甘草・（白朮）・陳皮
(113)**三黄瀉心湯**　：黄連・黄芩・大黄
(121)**三物黄芩湯**　：地黄・黄芩・苦参
(135)**茵陳蒿湯**　：茵蔯蒿・山梔子・大黄
(314)**梔子柏皮湯**　：山梔子・黄柏・甘草

■方剤の系統的解釈 23

黄連解毒湯：黄連・黄芩・黄柏・山梔子

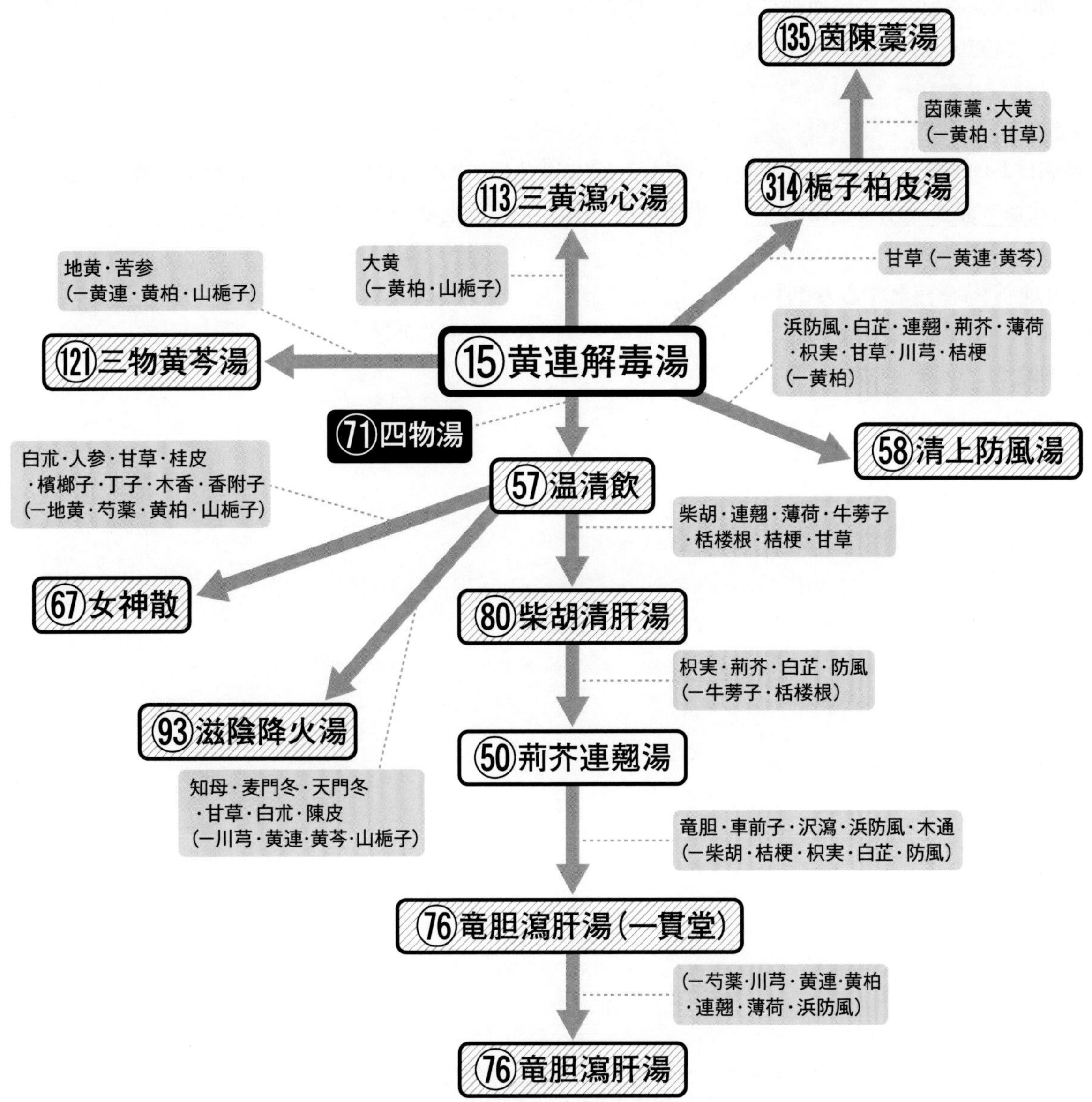

犀角地黄湯 【清熱の基本方剤Ⅲ】

【構成生薬】

犀角・生地黄・牡丹皮・赤芍薬

【構成解説】

涼血の四薬を配合して、**血分**に入った**熱**を除く。犀角は**心熱**(しんねつ)を冷まし、地黄は**養血**に、牡丹皮・赤芍薬は、**熱**によって停滞した**瘀血**(おけつ)を除く働きを示す。

【方意解説】

温病における**血分証**を療する代表方剤である(※p60 トピックスXXⅣ参照)。**血熱**に**瘀血**を兼ね、意識障害・出血(吐血・衄血・下血・血尿・不正出血・皮下出血)を伴う症状の治療を目的とする。

【犀角地黄湯を核とする方剤】

清営湯　：犀角・生地黄・玄参・丹参・黄連・麦門冬・竹葉・金銀花・連翹
犀地清絡飲：犀角・生地黄・赤芍薬・牡丹皮・桃仁・連翹・竹瀝・生姜・茅根・灯心草・菖蒲

トピックスXXV　血虚(けっきょ)と津液不足(しんえきふそく)

身体に流れる液体のうち、赤いものを**血**(けつ)、色のないものを**津液**(しんえき)と称する。**血**も**津液**も、いずれもが身体を潤し、**営養**する作用を持つため、乾燥性の疾患が**血虚**か**津液不足**であるかを臨床的に区別しづらいかもしれない。診断上では色による区別が便利である。つまり、「患者の症状に肌や唇・舌の色が淡白であったり赤みが薄くなっていたり」といった状態が伴うと**血虚**とみなす。これは**血**の色が赤いために、不足すると患部等が外見上、赤みが薄くなってしまう事による。さらに、情緒不安・不眠・動悸などメンタルの状態を伴うと、**血虚**である可能性が高くなる。これは**血**が精神活動の源である事による。逆に血色不良やメンタルの症状を伴わない乾燥性の疾患は**津液不足**とみなされる。

■方剤の系統的解釈 24

犀角地黄湯：犀角・生地黄・牡丹皮・赤芍薬

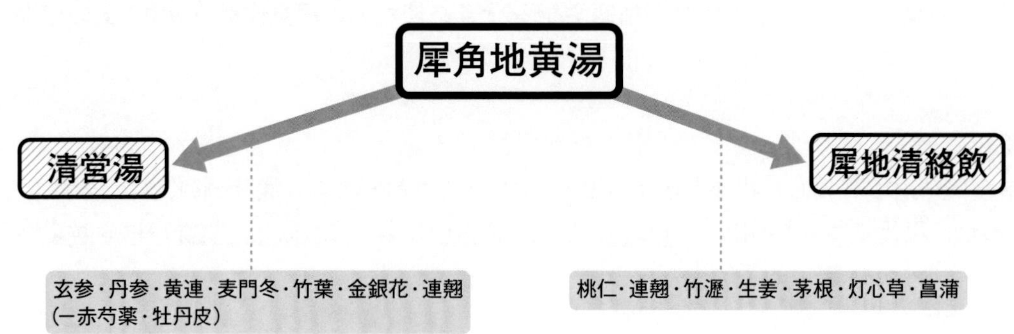

トピックスXXⅥ　漢方の古典その13　『類経（るいけい）』

明代、張介賓・景岳撰。1624年成立。『黄帝内経』の代表的な解説書。全書を改編し、摂生、陰陽、臓象、脈色、経絡、標本、気味、論治、疾病、針刺、運気、会通の12項として注釈を加えている。卓越な解釈を展開しており、難解な『黄帝内経』を研究する上で重要な参考書となる。また、『類経図翼（るいけいずよく）』は経絡の図等、多くの図解が載っており、視覚的に『類経』の内容を補充している。

瓜蒂散【涌吐の基本方剤】

【構成生薬】

瓜蒂・赤小豆・（淡豆豉）

【構成解説】

催吐作用のある**瓜蒂**に、赤小豆の**酸味**が補助する形をとり、淡豆豉の**理気**作用が胸中の**気の停滞**を除く働きをする。

【方意解説】

痰涎や**宿食**が胸中に停滞した状態を催吐作用を用いて除く方剤である。**涌吐**（催吐）は、誤飲などの危険性を伴うためか、現代ではあまり用いられない。現代西洋医学においても催吐・胃洗浄は危険を伴うため慎重に行なうようになっている。

【瓜蒂散の類方】

三聖散　：防風・瓜蒂・藜蘆
塩湯探吐方：食塩

トピックスXXVII　漢方の古典その14　『内経知要』

明代、李中梓（字士材・号念莪）撰。1642年成立。『黄帝内経　素問・霊枢』のダイジェスト及び解説を加えたもの。内容は、中医学を学ぶ上で基本となる『内経』の記述を抜粋し、道生、陰陽、色診、脈診、臓象、経絡、治則、病能に分類編纂して注解されている。『黄帝内経』の研究においても、また、入門読本としても重要な文献である。

■方剤の系統的解釈 25

瓜蒂散：瓜蒂・赤小豆・（淡豆豉）

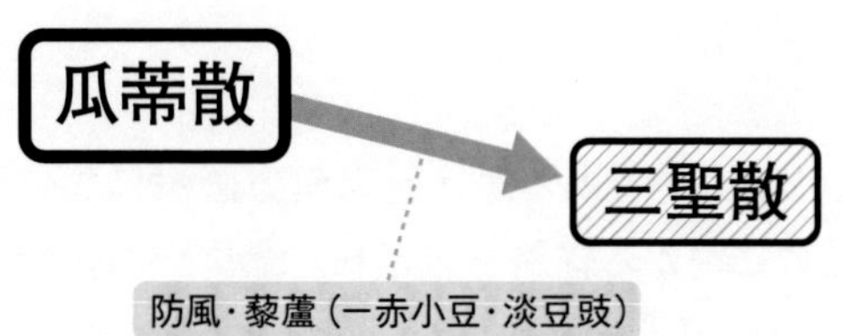

塩湯探吐方：食塩

トピックスXXⅧ　漢方の古典その15　『医方集解』

清代、汪昂の著。1682年成立。漢方方剤の解説書である。320余方を補養、発表、涌吐、攻裏、表裏、和解、理気、理血、祛風、祛寒、清暑、利湿、潤燥、瀉火、除痰、消導、収渋、殺虫、明日、癰瘍、経産の21門に分類解説している。内容は大変簡潔な解説で、附方を常用方剤のさじ加減として掲載している。特徴としては、ほとんどの方剤に**帰経**、つまり適用となる作用部位を**12経絡**に分類している点が挙げられる。現代中医学の**方剤学**の書（漢方方剤の解説書）は、本書にならって記述されていると言っても過言ではない。大変優れた実用書である。

大承気湯【瀉下の基本方剤】

【構成生薬】

厚朴・枳実・大黄・芒硝

【構成解説】

清熱・**瀉下**の大黄に、**理気**作用の枳実・厚朴と**軟堅**作用の芒硝を組み合わせた方剤である。

【方意解説】

現代の医療では主に通便に用いられがちであるが、元来漢方医療においては**瀉下**する事によって**瘀血**など腫塊を除いたり、**陽明位**(胃腸とそこに繋がる経絡を包括した部位)に停滞した**熱邪**を除く目的で用いられる。**傷寒**(風寒の邪による急性疾患)や**温病**(風熱の邪による急性疾患)の治療薬として重要な位置を占めると共に、慢性疾患においても**清熱**、**瘀血**を除く上でも諸処方の核となっている。柴胡・升麻との配合(※p21 昇提の基本方剤の解説参照)(⇒③)、**補陰薬**との配合(⇒㉛⑫⑥)、**活血薬**(瘀血を除く薬)との配合(⇒⑩⑤)等の展開が見られる。

【大承気湯を核とする方剤】

③乙字湯　：当帰・柴胡・升麻・甘草・黄芩・大黄
㊿①潤腸湯　：枳実・厚朴・大黄・地黄・当帰・黄芩・麻子仁・杏仁・甘草・桃仁
61桃核承気湯：桃仁・桂皮・大黄・芒硝・甘草
62防風通聖散：当帰・芍薬・川芎・荊芥・防風・薄荷・甘草・白朮・麻黄・連翹・生姜・山梔子・黄芩・桔梗・石膏・滑石・大黄・芒硝
74調胃承気湯：甘草・大黄・芒硝
84大黄甘草湯：大黄・甘草
105通導散　：大黄・芒硝・厚朴・枳実・陳皮・木通・蘇木・紅花・当帰・甘草
126麻子仁丸　：大黄・枳実・厚朴・芍薬・麻子仁・杏仁

トピックスXXIX　漢方の古典その16　『類聚方』

日本江戸時代、吉益東洞撰。1762年成立。『傷寒論』『金匱要略』を方剤別に再編し見解を加えている。注目すべきは、弟子・尾台榕堂の著作『類聚方広義』(1856年)である。師・東洞の『類聚方』に対して自身の経験・意見を欄外に注解したもので、単に『傷寒論』『金匱要略』の方剤解説に留まらず、幅広い応用を展開している。例えば、葛根湯は出典である『傷寒論』中では、**太陽病**に対する複数ある治療薬の一つに過ぎないが、日本においては大変好まれて用いられ、その用途が応用範囲にわたったことが『類聚方広義』の欄注に見られる。方剤のイメージ作りに大変役立つ実用書である。

■方剤の系統的解釈 26

大承気湯：厚朴・枳実・大黄・芒硝

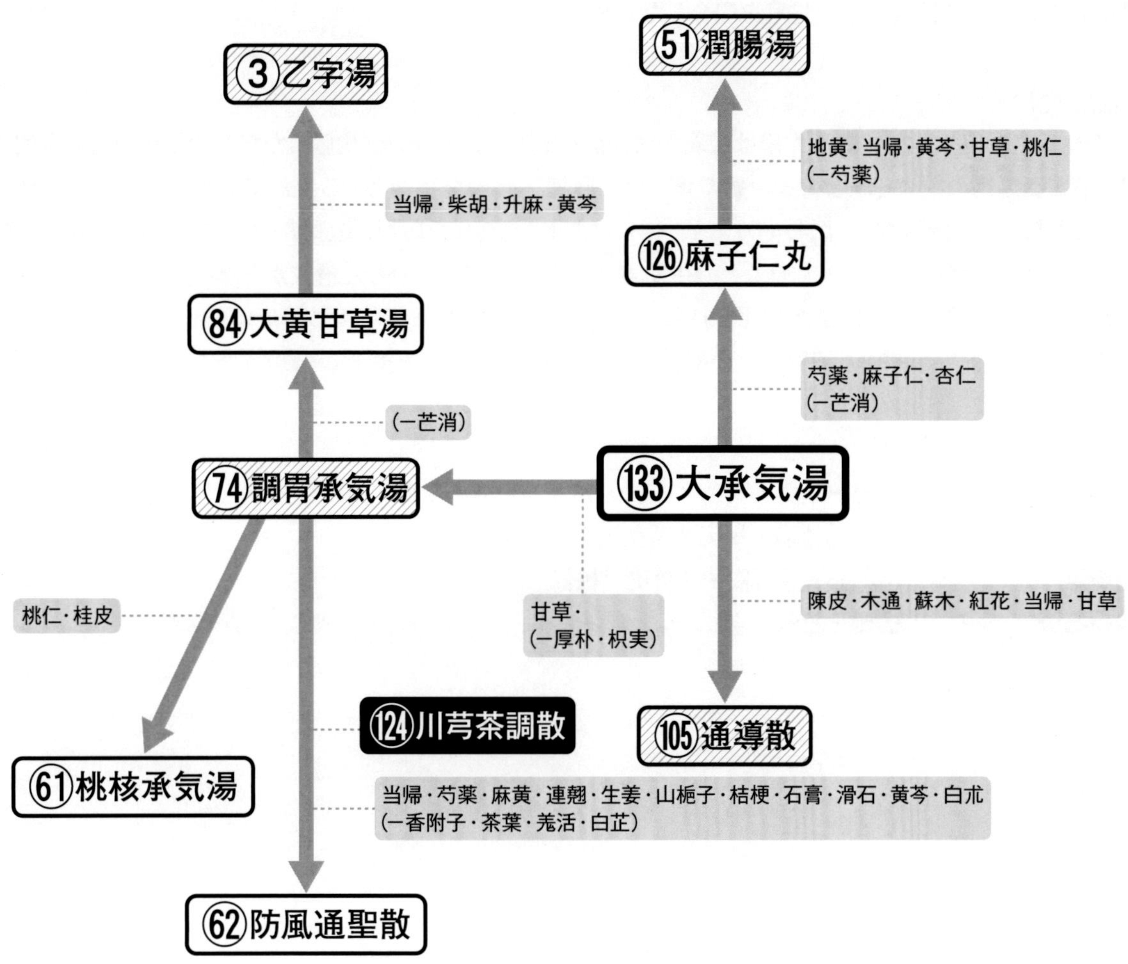

トピックスXXX　漢方の古典その17　『産論（さんろん）』

日本江戸時代、賀川玄悦著。1766年成立。自身の経験を基に孕育、占房、巳娩、産椅、鎮帯について論じている。玄悦の多くの独創的業績のうち、最たるものは止常胎位の発見である。古来、洋の東西を問わず胎児は子宮内では頭を上に臀部を下にして位置しており、陣痛が始まると一回転して頭が下に向かうと考えられていた。これが誤りであり、妊娠中期頃から頭が下に位置するのが正常である事を初めて唱えたのは、西洋では米国の産科医ウイリアム・スメリーであり、日本では玄悦であった。二人は何の関連もなく1750年前後にこの事を発見している。玄悦は『産論』にこの事を記している。

桔梗湯【排膿の基本方剤】

【構成生薬】

桔梗・甘草

【構成解説】

排膿作用の桔梗に**補気**作用の甘草を配合した方剤である。

【方意解説】

排膿の基本方剤である。**排膿**作用は広義の**湿**を除く作用に属するが、化膿した疾患の治療剤という側面から捉えると**癰瘍剤**（ようよう）の一つとみなせる。**癰**や**瘍**とは、腫塊・化膿を特徴とする疾患であり、オデキ、結核、虫垂炎などが属する。**癰瘍剤**は、医科向けエキス剤にはあまり見られないが、金銀花・黄芩などの**解毒消腫**（げどくしょうしゅ）、桔梗・冬瓜子などの**托裏排膿**（たくりはいのう）、黄耆・甘草などの**生肌斂瘡**（せいきれんそう）の生薬などを配合した構成からなる。

主薬の桔梗は**排膿**のほかに**宣肺**（せんぱい）作用を持ち、杏仁等と組み合わせて咳嗽の治療にも用いられる。展開としては**理気薬**との配合（⇒122）、**清熱薬**との配合（⇒324）、**排膿薬**の組み換え（⇒320）が見られる。

【桔梗湯を核とする方剤】

109小柴胡湯加桔梗石膏	：柴胡・半夏・黄芩・人参・大棗・甘草・生姜・石膏・桔梗
122排膿散及湯	：桔梗・甘草・枳実・芍薬・大棗・生姜
320腸癰湯	：冬瓜子・薏苡仁・牡丹皮・桃仁
324桔梗石膏	：桔梗・石膏

トピックスXXXI　漢方の古典その18　『腹証奇覧』（ふくしょうきらん）

日本・江戸時代、稲葉文礼著。1799年成立。『傷寒論』『金匱要略』の方剤別に症例を紹介し、**腹証**を図示したもの。**古方派**（こほうは）の**腹診**や方剤の使い方を理解する上で大変重要な文献である。日本の漢方の特異点として**腹診**が大変発達している点が挙げられる。様々な流派にそれぞれ独自の**腹診**があったようであるが、本書に紹介されている**腹証**はその代表的なものと言える。弟子の和久田叔虎が師の書に補足する意図で書いた『腹証奇覧翼』（1809年）と合わせて、日本の**腹診**の研究をする上で重要な存在である。

■方剤の系統的解釈 27

桔梗湯：桔梗・甘草

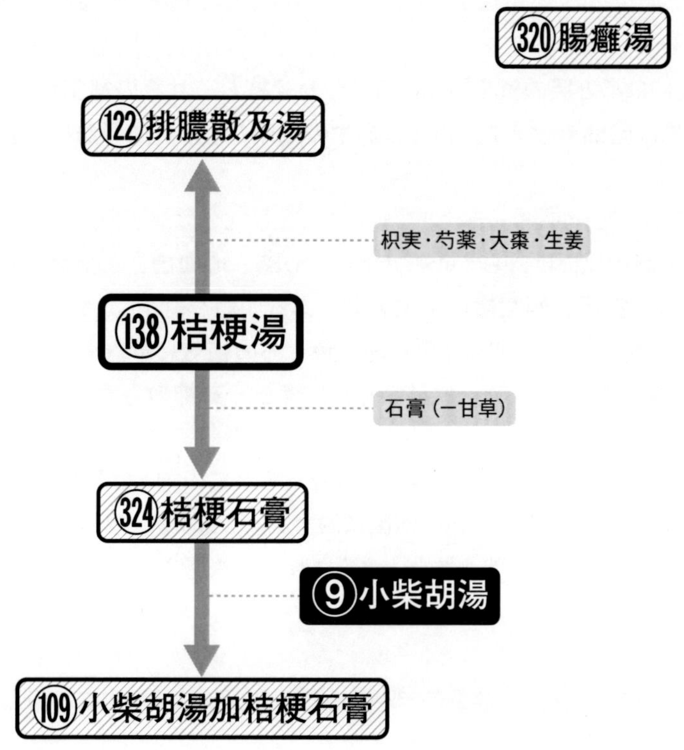

トピックスXXXII　漢方の古典その19　『臨床指南医案』

清代、葉桂・天士の著。1764年成立。実際には葉桂の弟子たちが師の医案を集めて編纂したもの。医案をとおして当時の臨床を伺う事ができるので、葉桂の研究に欠かせない重要な文献である。同時に**温病学**を研究する上でも大変重要な文献である。内容は、**温病**に留まらず、**雑病**、小児科など多岐にわたっており大変参考になる。

酸棗仁湯 【安神の基本方剤Ⅰ】

【構成生薬】

酸棗仁・茯苓・知母・甘草・川芎

【構成解説】

安神作用の生薬、酸棗仁は**心**と**胆**の**気**を補う作用を合わせ持ち、甘草の**補気**作用が補佐をする。茯苓もまた**安神**作用を持ち、知母は**虚熱**を冷ます。川芎は**血中の気剤**と呼ばれ**血の滞り**を除く作用を示す。

【方意解説】

不眠の改善薬である。不眠の原因は決して単純でなく、**心熱**、**心血虚**、**心気虚**、**胆気虚**、**瘀血**、**痰飲**など多彩である。酸棗仁湯は**心気虚**、**胆気虚**の治療方剤である。**胆**を補うことから、クヨクヨして決断ができない状態の改善にも用いられる。また、四君子湯を配し**脾・心**の**補気**に重点をおいた展開(⇒⑥⑤⑬⑦)をした方剤がある。また、酸棗仁湯と構成生薬の一致はなくとも**補心・安神**の方意と類似する方剤も合わせて覚えておきたい(⇒⑦②⑩⑧)。

酸棗仁湯は不眠の改善薬であると同時に、**安神**薬とみなせる。この**神**とは精神活動を意味する。**神**は**心**に蓄えられ、覚醒時には**心**の**竅**より飛び出し、他の**四臓**に働きかけ「**怒・喜・思・悲・驚**」の**五情**を引き起こす。**神**が**心**に戻り、活動が不活発になった状態が睡眠とみなされる（※p73 トピックスXXXV参照）。

【酸棗仁湯の類方】

⑥⑤帰脾湯　：黄耆・人参・(白朮)・茯苓・酸棗仁・甘草・遠志・生姜・大棗・木香・竜眼肉・当帰
⑦②甘麦大棗湯：甘草・小麦・大棗
⑩⑧人参養栄湯：桂皮・黄耆・人参・白朮・茯苓・甘草・遠志・地黄・当帰・芍薬・五味子・陳皮
⑬⑦加味帰脾湯：黄耆・人参・(白朮)・茯苓・酸棗仁・甘草・遠志・生姜・大棗・木香・竜眼肉・当帰・山梔子・柴胡

トピックスXXXIII　漢方の古典その20　『温病条弁』

清代・呉鞠通撰。1798年成立。**温病**を**上焦**・**中焦**・**下焦**に分けて三編とし、病理と治療法を『傷寒論』の文体を借りて記述している。本書は文体が似ていても**六経**による分類ではなく、**温病**学派の理論の根底にある、**熱邪**の侵入を**衛分**・**気分**・**営分**・**血分**の四つの深さのレベルに分けて捉える**衛気営血弁証**によって書かれてある。本書は**衛気営血弁証**をふまえて、さらに**三焦**による分類を組み合わせたものと言える。

■方剤の系統的解釈 28

酸棗仁湯：酸棗仁・茯苓・知母・甘草・川芎

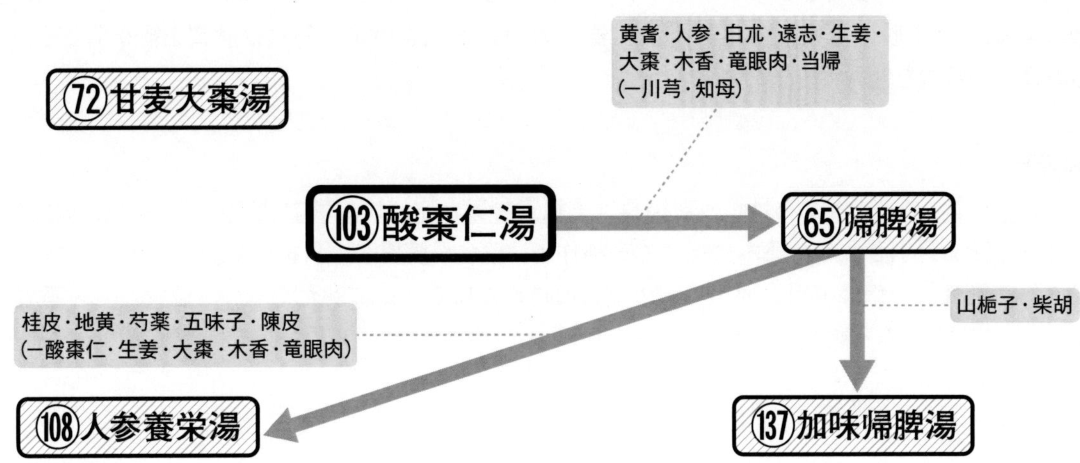

トピックスXXXIV　修治（しゅうち）の話

炮制（ほうせい）とも言う。以下の四つの目的で薬物を加工する事を示す。

①薬用部位とそうでない部位とを分離し貯蔵しやすくする。

②薬物の持つ刺激性・毒性・副作用を減弱除去する。

③薬物の本来持つ効能を高める。

④加工によって効能効果に変化を付ける。

具体的には**水製・火製・火水合製**の三つがあり、**水製**には**洗・漂・泡・漬・水飛**などがある。**火製**には**煅・炮・煨・炒・烘・焙・炙**などがあり、**火水合製**には**蒸・煮・淬**などがある。歴史的に中国伝統医学の中では古くから行なわれているが、現代日本においてはまだまだ認識が低く、熟地黄・乾姜など一部を除き、ほとんど行なわれていない。

磁朱丸【安神の基本方剤Ⅱ】

【構成生薬】

磁石・朱砂・神麹

【構成解説】

磁石は**腎陰**を、朱砂は**心陰**をそれぞれ補う事によって、動揺した**陽気**を収める事により**神**(精神活動)を安定させる。磁石・朱砂は鉱物系の生薬で消化器への負担が大きいが、神麹は**脾胃**を補う事で磁石・朱砂による**脾胃**への負担を軽減する。

【方意解説】

磁石・朱砂・竜骨・牡蛎など金石貝類の**安神薬**は**重鎮安神薬**と呼ばれ、**草本**(植物由来の生薬)の酸棗仁・遠志等の**安神薬**とは区別される。**草本**に比べて**安神**作用は強いが**脾胃**への負担も大きい。いずれにせよ**神**の動揺から生じる動悸、不眠、狂乱、不安などの改善に用いられる(※p73 トピックスXXXV参照)。**重鎮安神薬**は日本においてはほとんど製品化されておらず、保険適応になっているエキス剤は、竜骨・牡蛎のみである。

【滋朱丸の類方】

⑫柴胡加竜骨牡蛎湯	:柴胡・黄芩・半夏・人参・生姜・大棗・桂皮・茯苓・竜骨・牡蛎
㉖桂枝加竜骨牡蛎湯	:桂皮・芍薬・甘草・生姜・大棗・竜骨・牡蛎
安神丸	:黄連・朱砂・地黄・当帰・炙甘草
桂枝去芍薬加蜀漆竜骨牡蛎救逆湯	:桂皮・蜀漆・甘草・生姜・大棗・竜骨・牡蛎

トピックスXXXV　心と神

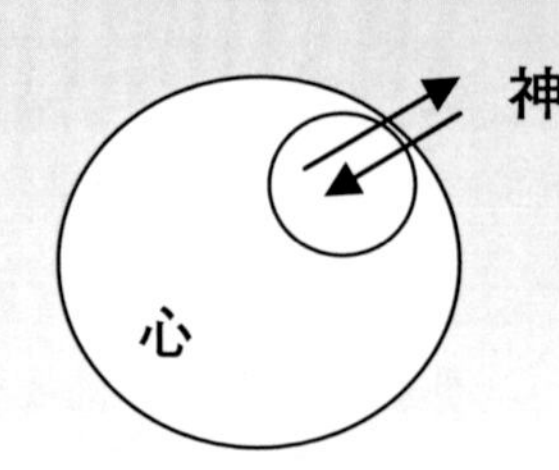

心とは**五臓**の一つで、臓器の名称である。解剖学的には心臓に該当する。いくつかの働きのうち、「**神**を蔵する」という重要な働きを持つ。**神**とは、精神活動を示す名称である。**神**は、睡眠中は**心**に留まり、覚醒時には**心竅**と呼ばれる出入り口から出て活動すると考えられている。つまり、**心**は**神**の揺り籠のような存在で、**神**が適度に**心**に留まり、適度に**心**より出て活動する事が精神的に安定した状態となる。**心**の状態が不良で**神**の留まりが悪いと情緒不安や不眠の状態になるのである。その対応法が**安神**作用(※安神の基本方剤 p71 Ⅰ・酸棗仁湯、及び p73 Ⅱ・磁朱丸参照)の生薬を用いた治療法である。また、**痰**などの**邪**が**心竅**を塞ぐと正常な覚醒ができず、意識低迷・混濁・昏睡となる。その対応法は**開竅**作用(※p77 開竅の基本方剤・牛黄清心丸参照)の生薬を用いた療法である。

■方剤の系統的解釈 29

磁朱丸：磁石・朱砂・神麹

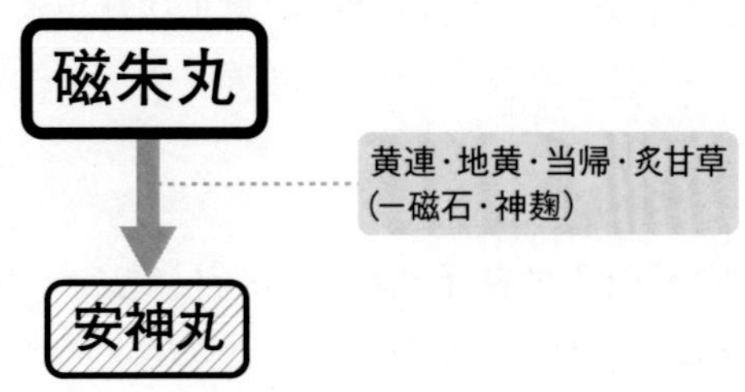

トピックスXXXVI　クヨクヨとイライラ

漢方・中医学には**心身一如**(しんしんいちにょ)、つまり精神は身体の一部であるとする原則がある。**怒・喜・思・悲・恐**の五つの感情は、それぞれ**肝・心・脾・肺・腎**の**五臓**より発せられるとする考えもその一例である。この発想のおかげで、気分障害・パーソナル障害などの精神疾患も漢方方剤で対応が可能になっている。しかし、専門家を以てしても分類が難しいとされる精神疾患を的確に捉えて漢方薬と結び付ける事は容易な事ではない。そこで役立つのはイライラやクヨクヨ・ソワソワといった感情をオノマトペで表現してみる事である。これは患者の言葉を漢方的な概念に置き換える際に大いに役立つ。まずはイライラとクヨクヨの二つの感情がわかりやすいので覚えておいて損はないであろう。

イライラとは、怒りっぽい状態を示す。**肝鬱**(かんうつ)の症状とみなされ、柴胡剤の適応となる。

クヨクヨとは、マイナス思考が繰り返され堂々巡りの状態である。**心神不安**の状態とみなされ、酸棗仁や竜骨・牡蛎などの**安神薬**(あんじん)の適応となる。

牡蛎散 【固渋の基本方剤】

【構成生薬】

牡蛎・黄耆・麻黄根・浮小麦

【構成解説】

牡蛎を用いて**陰**を**収斂**する事で止汗し、浮小麦・麻黄根により止汗作用を強めている。黄耆は**衛気**を補う事で、**表**を固める補助となる。

【方意解説】

漢方の病理においては、正常ではない汗として**自汗**と**盗汗**の区別がある。さほど暑さを感じていないのに睡眠中に発汗し、覚醒すると止まる汗を**盗汗**と称する。睡眠・覚醒の区別なく、暑さや運動量に関係なくでる不快な汗を**自汗**と呼ぶ。基本的には**盗汗**は**陰虚**が原因となって、**自汗**は**衛気虚**が原因となって発症する。牡蛎・竜骨・麻黄根などの**固表**作用を有する生薬を中心に、**自汗**であれば**補気**の生薬を、**盗汗**の状態ならば**補陰**の生薬を組み合わせて治療する。しかし、**熱**による発汗には**固渋**の剤は禁用であるので注意を要する。

【牡蛎散を核とする方剤】

⑪柴胡桂枝乾姜湯：柴胡・黄芩・乾姜・甘草・栝楼根・牡蛎・桂皮

⑫柴胡加竜骨牡蛎湯：柴胡・黄芩・半夏・人参・生姜・大棗・桂皮・茯苓・竜骨・牡蛎

㉖桂枝加竜骨牡蛎湯：桂皮・芍薬・甘草・生姜・大棗・竜骨・牡蛎

桂枝去芍薬加蜀漆竜骨牡蛎救逆湯：桂皮・甘草・生姜・大棗・竜骨・牡蛎・蜀漆

トピックスXXXⅦ　古典解釈の展開その1　「半表半裏」

半表半裏等の用語は、元は『傷寒論』の研究者（注解者）が、病の部位に着目した分類法として考案した名称である。当然、『傷寒論』の本文中には見られない。**半表半裏**は、宋代の成無己の創作と言われる。**少陽病**と呼ばれる病の段階は、患者の自覚症状が胸部や胸下部に集中し、**病邪**が**表位**から**裏位**へと進む中間に位置する事からこの**半表半裏**の名称があてられた。もっとも、成無己はこの**少陽病**にのみ**半表半裏**を当てはめているが、『医方集解』の著者である清代の汪昂は一歩進めて、一つの**経絡**中に浅い深いを認めて**半表半裏**の語を用いている。すなわち**足太陽膀胱経**に**半表半裏**があり、その部位に**邪**が入り込んだ状態に用いる方剤が五苓散であるとの著述を残している。このように『傷寒論』に書かれている病理理論を理解するために、後の時代の人が造語を用いて説明し、その造語をさらに後の人が解釈を広げる事で、現代の我々にとって使いやすいものに展開されている用語は少なくない。

■方剤の系統的解釈 30

牡蛎散：牡蛎・黄耆・麻黄根・浮小麦

右への矢印（→）：経絡を温める事で体表の気を行らせる作用と合わせた展開。（㉖桂枝加竜骨牡蛎湯ほか）
左への矢印（←）：湿熱によって滞った経絡を柴胡・黄芩にて対応した展開（⑫柴胡加竜骨牡蛎湯ほか）

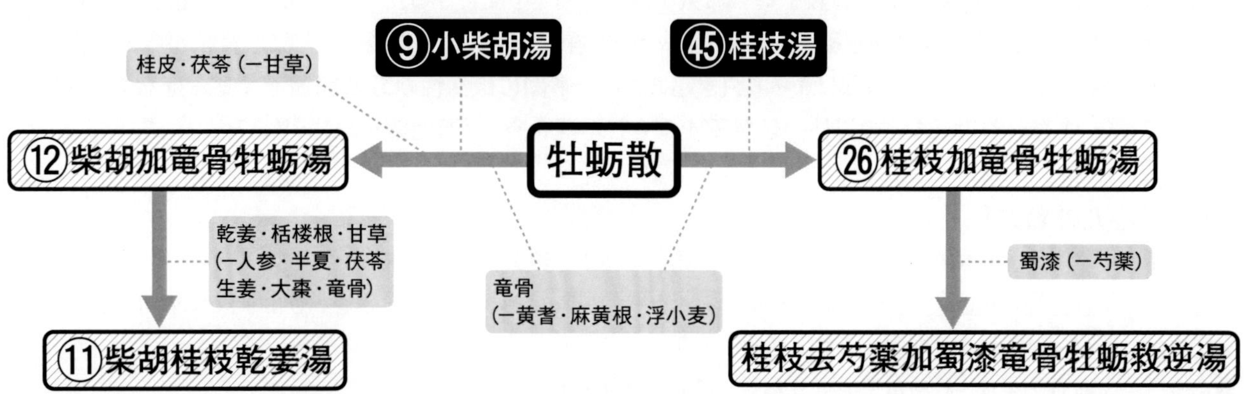

トピックスXXXⅧ　古典解釈の展開その２　「経証と腑証」

経証と**腑証**もまた**半表半裏**と同様に『傷寒論』の注解者が病の分類法として考案した名称である。歴史的には、『傷寒論』の記述の中に**陽明病**の治療薬として承気湯類と白虎湯があり、その区別のために後の時代の人が**陽明腑証**という用語を作り、承気湯類を適用としたのである。これは**病邪**が胃にまで侵入した事を**腑証**と称して、この段階には大黄剤を用いて下すべきと解釈した事による。**病邪**が**体表**から**経絡**を通って内臓に至る事で病が展開するとの解釈から、**陽明病の腑**（胃）に至る前の段階を**経絡**に**病邪**が留まると考え**経証**と名付け、この段階こそが石膏剤である白虎湯が適応されると位置付けたのである。もとは**陽明病**の分類のために作られた「**経証**」「**腑証**」という用語を、現代中医学の中で『傷寒論』研究の一人者である劉渡舟は、さらに一歩進めて、**太陽病**や**太陰病**にも当てはめている。具体的に治療方剤に当てはめると、**太陽経証**は桂枝湯・麻黄湯、**太陽腑証**は五苓散・桃核承気湯の適応段階に、**太陰経証**は桂枝湯、**太陰臓証**は人参湯の適応段階と定義しているのである。

（※**陽経**は**腑**に、**陰経**は**臓**に繋がっているので、**太陰病**は**経証**と**臓証**に分ける。）

牛黄清心丸 【開竅の基本方剤】

【構成生薬】
牛黄・黄連・黄芩・山梔子・鬱金・辰砂

【構成解説】
開竅作用を有する牛黄・鬱金と**安神**作用を有する辰砂を配合し、黄連・黄芩・山梔子の**清熱解毒**作用と強調し、**熱邪**が**心竅**を閉じる事で引き起こされた**熱閉**(昏睡・意識昏迷)を改善する。

【方意解説】
昏睡・意識昏迷は、**心竅**が閉じてしまう事で**心**の**気**が働かなくなって引き起こされる（※p73 トピックスXXXV参照)。治療には**芳香開竅薬**と**心竅**を塞ぐ**邪気**を除く生薬とを配合する。牛黄清心丸は、**熱邪**によって起こる**熱閉**に対して、涼性の**芳香開竅薬**である牛黄に、**清熱解毒**作用の黄連解毒湯(実際は黄柏が除かれた形)を配合した構成になっている。**寒邪**によって引き起こされた**寒閉**には温性の**芳香開竅薬**である蘇合香・安息香に、丁香・沈香・香附子などの温性の**理気薬**を配合した蘇合香丸(**温開薬**)などを用いる。

【牛黄清心丸の類方】
安宮牛黄丸：水牛角・麝香・珍珠・牛黄・辰砂・黄連・山梔子・鬱金・雄黄・冰片
蘇合香丸　：蘇合香・安息香・麝香・冰片・水牛角・沈香・乳香・訶子肉・檀香・丁香・香附子・木香・白朮・朱砂
奇応丸　　：(牛黄)・沈香・麝香・人参・熊胆・金箔
救命丸　　：麝香・牛黄・羚羊角・牛胆・人参・黄連・甘草・丁子
六神丸　　：蟾酥・牛黄・麝香・沈香・人参・猪胆

トピックスXXXIX　胃と小腸と大腸

漢方医学が、この三つを形態として区別している事は名称がある以上間違いないが、機能面での区別は明瞭ではない。飲食物の消化吸収という点では、ほとんど「胃」で総称され、**小腸・大腸**はあまり用いられない。ところが病理になると、少なくとも**胃**と**腸**の区別が現われてくる。例えば痔疾患に用いられる乙字湯は「**大腸の湿熱**」に対する治療薬と表現される。

■方剤の系統的解釈 31

牛黄清心丸：牛黄・黄連・黄芩・山梔子・鬱金・辰砂

蘇合香丸 蘇合香・安息香・麝香・冰片・水牛角・沈香・乳香・訶子肉・檀香・丁香・香附子・木香・白朮・朱砂

奇応丸 （牛黄）・沈香・麝香・人参・熊胆・金箔

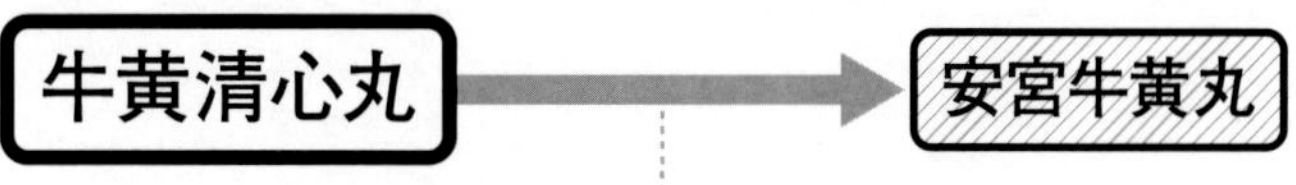

トピックスXXXX　三焦と津液の流動

三焦とは、**上焦**・**中焦**・**下焦**の総称でその役割は、**経絡**が**気血**の通り道であるのに対して、**三焦**は**津液**の通り道とみなされる。**津液**の吸収・分配・排泄は**五臓**のうち、**肺脾腎**の作用により行われているが、**三焦**とこれら三臓が強調して**津液**の代謝を担っている。
そのため、**上焦**と**肺**、**中焦**と**脾**、**下焦**と**腎**が対となっており、文献中では、例えば**上焦**と**肺**が同義に記述される事も多い。

中医学においては、古典の記述からその機能を、**心肺**と**上焦**、**脾胃**と**中焦**、**肝腎**と**下焦**が関連付けられている。ところが部位は、**上焦**は胸部でみぞおちまで、**中焦**はみぞおちから臍まで、**下焦**は臍下としているから、**心**と**肝**の位置が合わない。実際は、**心**は**上焦**と**中焦**の間、**肝**は**中焦**と**下焦**の間に位置すると考えるとわかりやすい。そう解釈すると、以下に示す三つの生薬の作用が理解しやすくなる。

黄芩の帰経：**肺**・**大腸**・小腸・脾・胆　⇒ 主に上焦の清熱

黄連の帰経：心・**脾**・**胃**・肝・胆・大腸　⇒ 主に中焦の清熱

黄柏の帰経：**腎**・**膀胱**・胆　⇒ 主に下焦の清熱

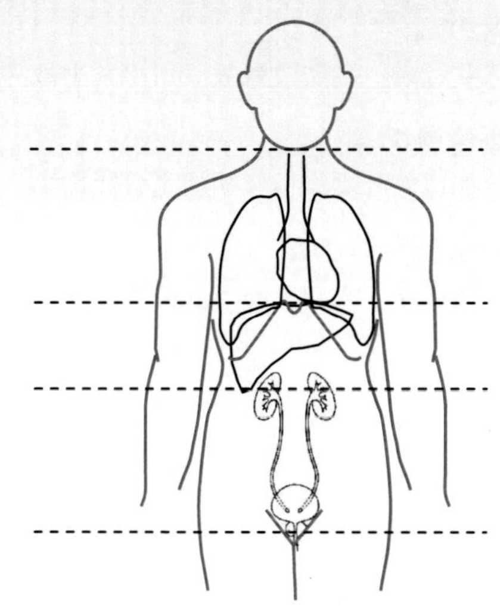

方剤の比較（代表的な漢方方剤に関する問題と解説）

漢方の方剤を解釈する上で、基本となる治法と基本的な生薬の組み合わせを理解しておく事は不可欠である。ここで指摘する基本治法・基本方剤とは、先に解説した「補気・補津・昇提・補血・補精・回陽Ⅰ Ⅱ・解表Ⅰ Ⅱ・解肌・理気Ⅰ Ⅱ・和解・熄風・活血・去風・去風湿・除飲・燥湿・化痰・寛胸・清熱Ⅰ Ⅱ Ⅲ・涌吐・瀉下・排膿・安神Ⅰ Ⅱ・固渋・開竅」の 25 通り 31 種である。臨床では、病態に応じてこれら基本治法を組み合わせて治療に用いる。実際、世に広く用いられている漢方薬は概して、これら基本方剤の組み合わせに過ぎない。とは言っても初学者にとっては慣れていないと処方意図はなかなか見えてこないものである。ここまで基本方剤を整理した段階で、漢方方剤読解の基礎力がどの程度身に付いたか、代表的な方剤に関する問題を解く事でご確認いただきたい。解答として、代表的な方剤の比較を示して、簡単に違いの解説を試みた。例えば、はじめに解説する①～④は単純に言えばすべて咳の治療薬である。咳の治療だけでこんなにもあるのかと驚くかもしれない。それほど、咳の治療は難しい事の証明とも言えるが、よく見ると必ずしも咳専用薬でもない。漢方薬の汎用性も伺える例と言えよう。参考にしていただきたい。

①鎮咳平喘の剤（去風中心）
麻黄湯　小青龍湯　神秘湯　麻杏甘石湯　麦門冬湯

②鎮咳平喘の剤（清熱中心）
清肺湯　竹茹温胆湯　滋陰至宝湯　滋陰降火湯

③鎮咳平喘の剤（補気中心）
参蘇飲　人参養栄湯　味麦地黄丸　生脈散　玉屏風散

④鎮咳平喘の剤（化痰中心）
半夏厚朴湯　蘇子降気湯　小陥胸湯　苓甘姜味辛夏仁湯

⑤温清飲の剤
温清飲　荊芥連翹湯　柴胡清肝湯　竜胆瀉肝湯

⑥婦人科三処方
当帰芍薬散　加味逍遥散　桂枝茯苓丸

⑦活血剤
桂枝茯苓丸　腸癰湯　桃核承気湯　芎帰調血飲　通導散　大黄牡丹皮湯

⑧祛風の剤
十味敗毒湯　荊防敗毒散　川芎茶調散　治頭瘡一方

⑨牡蛎竜骨の剤
桂枝加竜骨牡蛎湯　柴胡加竜骨牡蛎湯　柴胡桂枝乾姜湯

⑩関節痛（痺症）の剤
疎経活血湯　大防風湯　独活寄生丸　麻杏薏甘湯　二朮湯　桂枝加朮附湯　越婢加朮湯

問題① 鎮咳平喘の剤・去風中心（麻黄湯　小青龍湯　神秘湯　麻杏甘石湯　麦門冬湯）

医科向けの漢方エキス、㉗麻黄湯、⑲小青龍湯、㊳神秘湯、㊺麻杏甘石湯、㉙麦門冬湯の構成生薬は以下のとおりである。構成生薬を参考に以下の問いに答えよ。

※構成生薬の後の数字は配合比。配合比はメーカーによって異なる場合があるので注意。

㉗麻黄湯　：麻黄5　桂皮4　甘草1.5　杏仁5
⑲小青龍湯　：麻黄3　桂皮3　甘草3　五味子3　芍薬3　乾姜3　細辛3　半夏6
85神秘湯　：麻黄5　柴胡2　甘草2　杏仁4　蘇葉1.5　厚朴3　陳皮2.5
55麻杏甘石湯：麻黄4　石膏10　甘草2　杏仁4
㉙麦門冬湯　：麦門冬10　人参2　甘草2　粳米5　大棗3　半夏5

問1）上記、五つの処方の違いを端的に説明せよ。

問2）上記、五つの処方は、喘息に用いられる。構成生薬から喘息のタイプの違いを説明せよ。

方剤の比較（代表的な漢方方剤に関する問題と解説）

問題①解答（鎮咳平喘の剤　去風中心）

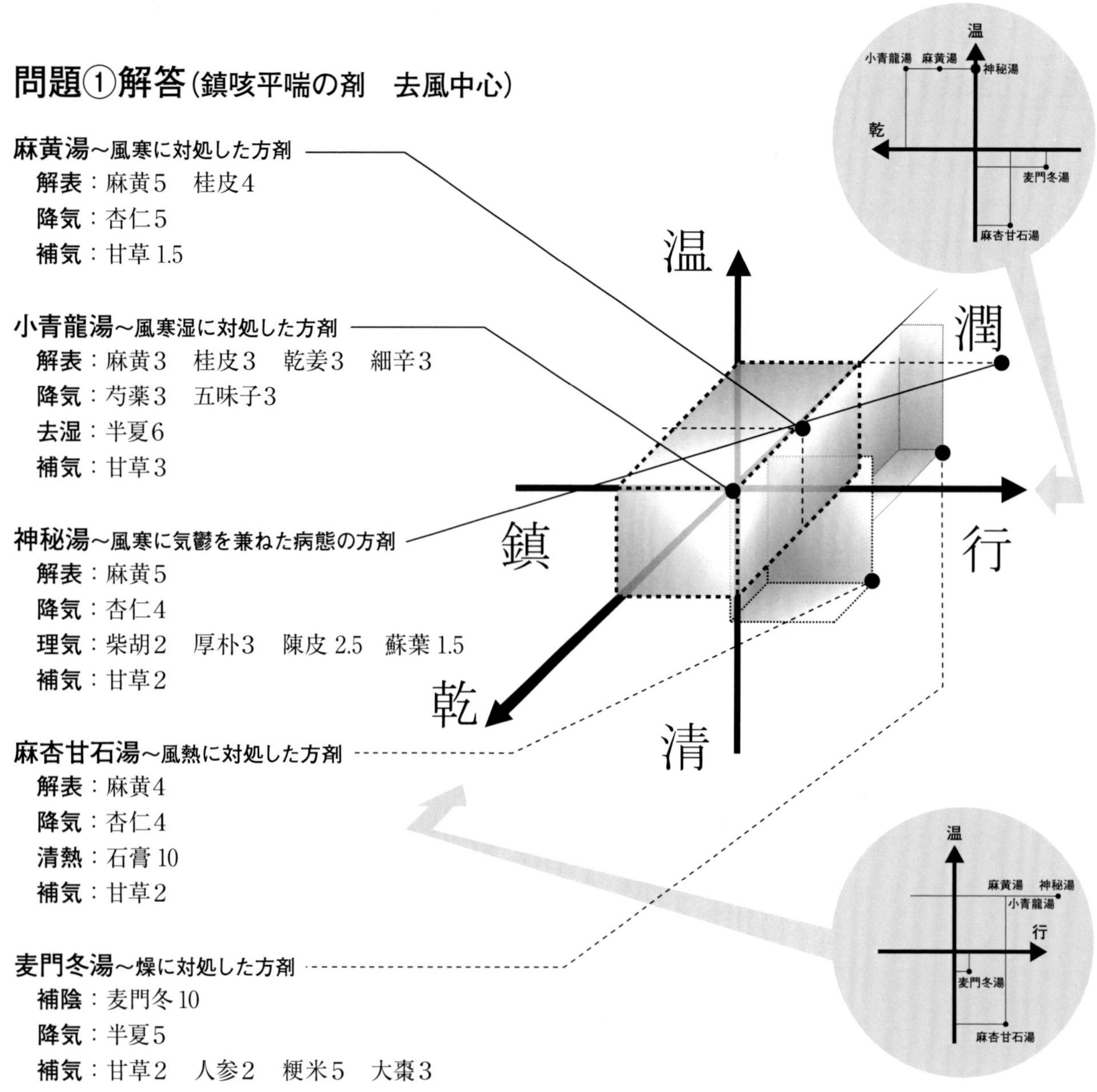

麻黄湯～風寒に対処した方剤
　解表：麻黄5　桂皮4
　降気：杏仁5
　補気：甘草 1.5

小青龍湯～風寒湿に対処した方剤
　解表：麻黄3　桂皮3　乾姜3　細辛3
　降気：芍薬3　五味子3
　去湿：半夏6
　補気：甘草3

神秘湯～風寒に気鬱を兼ねた病態の方剤
　解表：麻黄5
　降気：杏仁4
　理気：柴胡2　厚朴3　陳皮 2.5　蘇葉 1.5
　補気：甘草2

麻杏甘石湯～風熱に対処した方剤
　解表：麻黄4
　降気：杏仁4
　清熱：石膏 10
　補気：甘草2

麦門冬湯～燥に対処した方剤
　補陰：麦門冬 10
　降気：半夏5
　補気：甘草2　人参2　粳米5　大棗3

【解説】

急性の咳嗽もしくは喘鳴は、風寒あるいは風熱などの外感証の一症状として見られる。病因が風寒の場合、治療の主は麻黄・桂皮などの解表薬を主として用いる。さらに補気薬として甘草、降気薬として杏仁を組み合わせると代表的な辛温解表剤である**麻黄湯**となる。痰が多い場合は去湿剤を加えた**小青龍湯**が適しており、ストレスで悪化する場合は理気薬を加味した**神秘湯**の適応となる。

病因が風熱の場合、あるいは風寒が化熱した場合は、**麻黄湯**から熱性の桂皮を除き清熱の石膏を加えた**麻杏甘石湯**の適応となる。

咳嗽は燥邪によっても生じる。急性の燥邪による咳嗽には**麦門冬湯**の適応である。**麦門冬湯**は急性、慢性を問わず用いる事ができるが、多くの慢性咳嗽は複数の病因が絡んでいる場合が多く、もっと複雑な方剤が必要となる。

問題② 鎮咳平喘の剤・清熱中心（清肺湯　竹茹温胆湯　滋陰至宝湯　滋陰降火湯）

医科向けの漢方エキス、⑽清肺湯、⑾竹茹温胆湯、⑿滋陰至宝湯、⒀滋陰降火湯の構成生薬は以下のとおりである。構成生薬を参考に以下の問いに答えよ。

※構成生薬の後の数字は配合比。配合比はメーカーによって異なる場合があるので注意。

⑽清肺湯　：当帰3　麦門冬3　天門冬2　黄芩2　山梔子2　桑白皮2　竹茹2　茯苓3
貝母2　桔梗2　杏仁2　陳皮2　生姜1　甘草1　大棗2　五味子1

⑾竹茹温胆湯：麦門冬3　黄連1　竹茹3　半夏5　茯苓3　桔梗2　枳実2　陳皮2
香附子2　柴胡3　生姜1　甘草1　人参1

⑿滋陰至宝湯：当帰3　麦門冬3　芍薬3　知母3　薄荷1　白朮3　茯苓3　地骨皮3　貝母2　陳皮3
香附子3　柴胡3　甘草1

⒀滋陰降火湯：地黄2.5　芍薬2.5　当帰2.5　麦門冬2.5　天門冬2.5　黄柏1.5　知母1.5　（白朮）3.0
陳皮2.5　甘草1.5

問1）上記、四つの処方の違いを端的に説明せよ。

問2）上記、四つの処方は、咳止めとして用いる事ができる。どのようなタイプの咳に用いるべきか説明せよ。

方剤の比較（代表的な漢方方剤に関する問題と解説）

問題②解答（鎮咳平喘の剤　清熱中心）

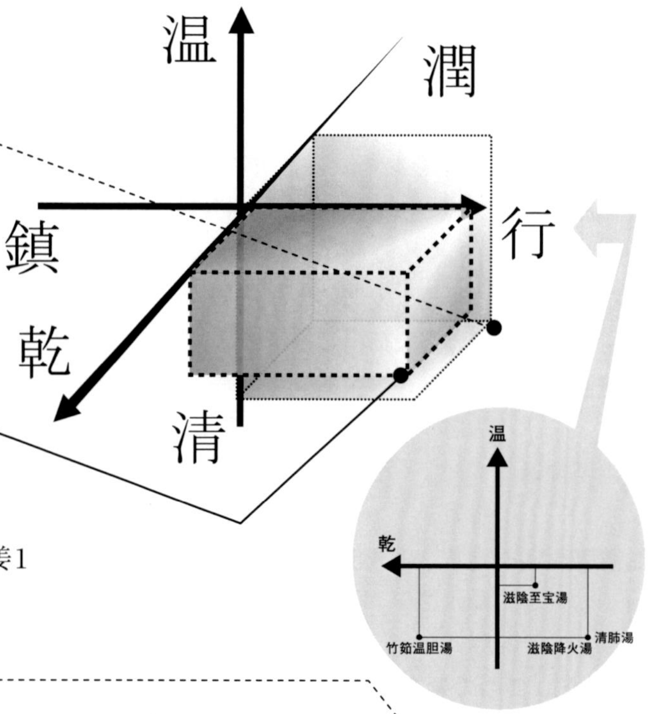

清肺湯～肺燥熱に対処した方剤
- **補陰**：当帰3　麦門冬3　天門冬2
- **清熱**：黄芩2　山梔子2　桑白皮2　竹茹2
- **去湿**：茯苓3　貝母2　桔梗2　杏仁2
- **理気**：陳皮2　生姜1
- **補気**：甘草1　大棗2　五味子1

竹茹温胆湯～肺痰熱兼気鬱に対処した方剤
- **補陰**：麦門冬3
- **清熱**：黄連1　竹茹3
- **去湿**：半夏5　茯苓3　桔梗2
- **理気**：枳実2　陳皮2　香附子2　柴胡3　生姜1
- **補気**：甘草1　人参1

滋陰至宝湯～肺燥気鬱に対処した方剤
- **補陰**：当帰3　麦門冬3　芍薬3
- **清熱**：知母3　薄荷1
- **去湿**：白朮3　茯苓3　地骨皮3　貝母2
- **理気**：陳皮3　香附子3　柴胡3
- **補気**：甘草1

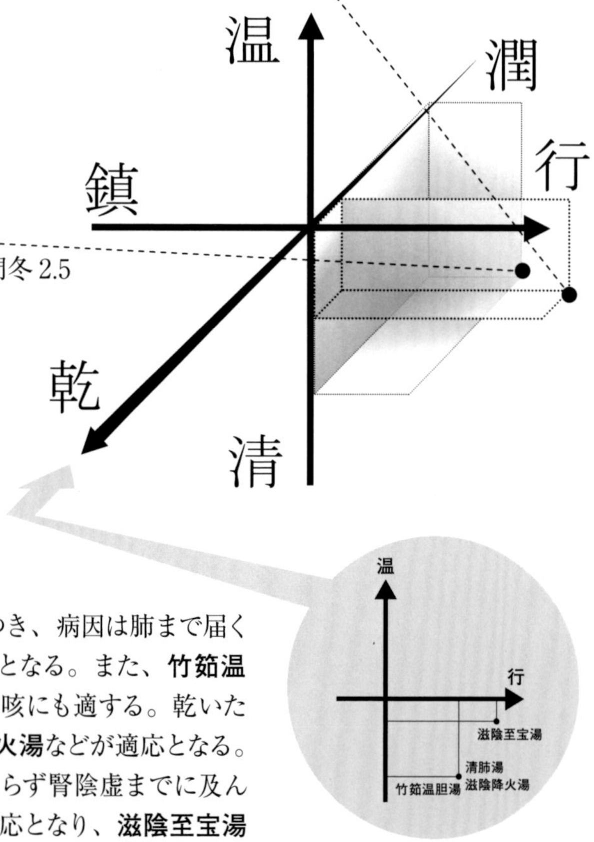

滋陰降火湯～腎陰虚に対処した方剤
- **補陰**：地黄 2.5　芍薬 2.5　当帰 2.5　麦門冬 2.5　天門冬 2.5
- **清熱**：黄柏 1.5　知母 1.5
- **去湿**：（白朮）3.0
- **理気**：陳皮 2.5
- **補気**：甘草 1.5

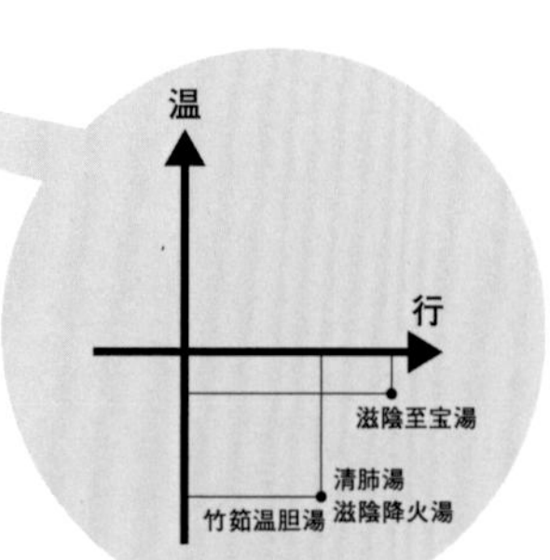

【解説】

慢性化した咳嗽は複数の病因が絡んで深く入り込んでゆき、病因は肺まで届く場合が多い。痰の絡みが強い場合は**竹茹温胆湯**の適応となる。また、**竹茹温胆湯**は利気薬を配合しており、ストレスによって悪化する咳にも適する。乾いた咳には補陰剤を基本とした**清肺湯**、**滋陰至宝湯**、**滋陰降火湯**などが適応となる。肺の清熱に優れた配合が**清肺湯**である。乾きが肺に留まらず腎陰虚までに及んだ場合は、最も補陰に優れた方剤である**滋陰降火湯**が適応となり、**滋陰至宝湯**は、清熱作用は弱いが、その分理気作用に優れ、ストレス性の咳に適している。咳の寒熱に焦点をおいて見てみると、上焦の熱を考慮したものが**竹茹温胆湯**・**清肺湯**であり、下焦の熱を考慮した方剤が**滋陰至宝湯**・**滋陰降火湯**とみなせる。

問題③ 鎮咳平喘の剤・補気中心（参蘇飲　人参養栄湯　味麦地黄丸　生脈散　玉屏風散）

医科向けの漢方エキスを含めた五方剤、㊅参蘇飲、⑩⑧人参養栄湯、味麦地黄丸、生脈散、玉屏風散の構成生薬は以下のとおりである。構成生薬を参考に以下の問いに答えよ。

※構成生薬の後の数字は配合比。配合比はメーカーによって異なる場合があるので注意。

㊅参蘇飲　：半夏3　陳皮2　茯苓3　人参1.5　甘草1　生姜0.5　大棗1.5　葛根2　桔梗2　枳実1　蘇葉1　前胡2

⑩⑧人参養栄湯：地黄4　当帰4　芍薬2　白朮4　茯苓4　人参3　甘草1　黄耆1.5　桂皮2.5　遠志2　陳皮2　五味子1

味麦地黄丸　：地黄5　山薬3　山茱萸3　沢瀉3　茯苓3　牡丹皮3　五味子1.5　麦門冬1.5

生脈散　：人参3　麦門冬5　五味子2

玉屏風散　：黄耆6　防風2　白朮2

問1）上記、五つの処方の違いを端的に説明せよ。

問2）上記、五つの処方は、咳止めとして用いる事ができる。どのタイプの咳に用いるべきか説明せよ。

方剤の比較（代表的な漢方方剤に関する問題と解説）

問題③解答（鎮咳平喘の剤　補気中心）

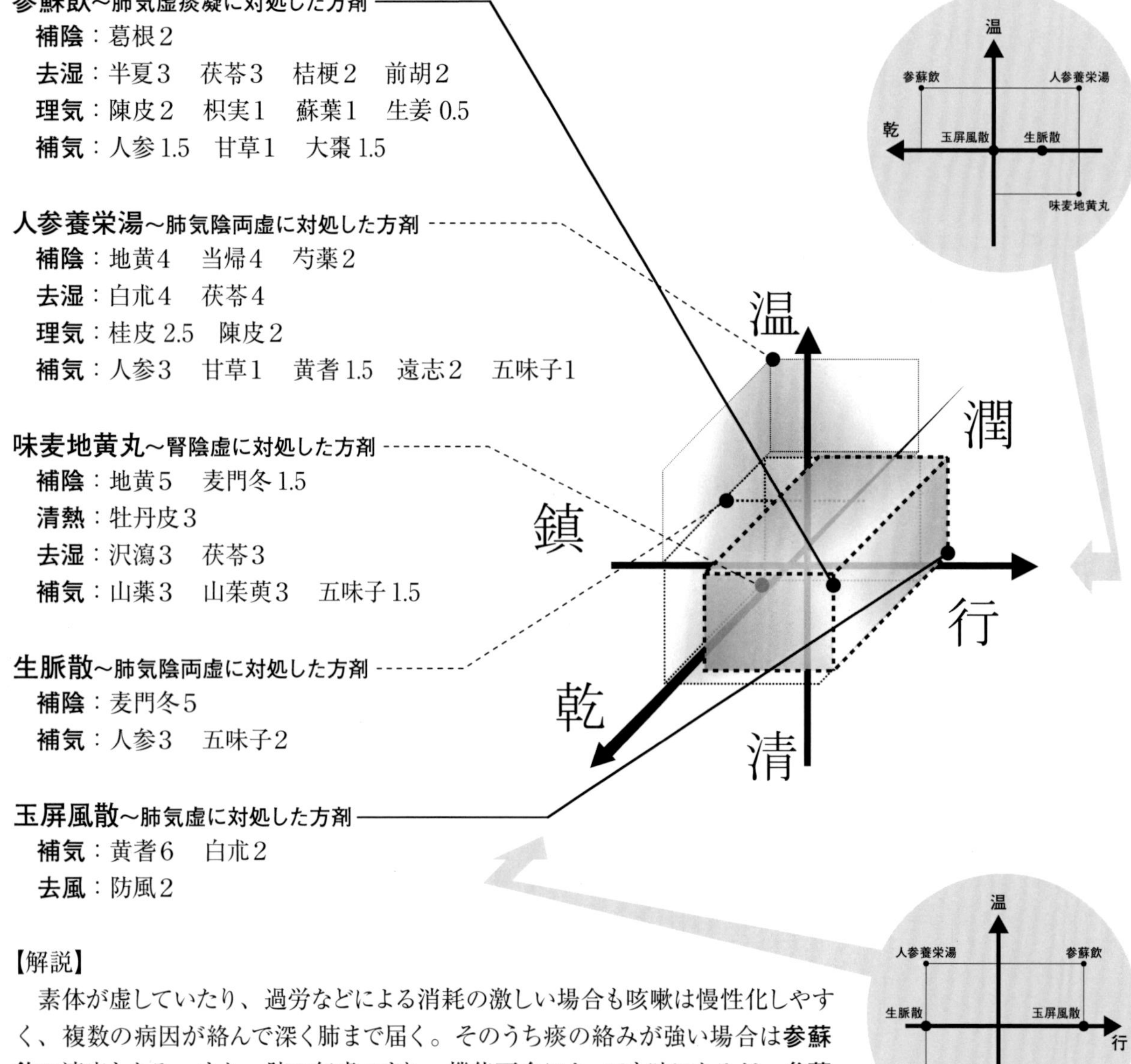

【解説】

素体が虚していたり、過労などによる消耗の激しい場合も咳嗽は慢性化しやすく、複数の病因が絡んで深く肺まで届く。そのうち痰の絡みが強い場合は**参蘇飲**の適応となる。また、肺の気虚つまり、機能不全によっても咳になるが、**参蘇飲**は肺気虚と痰飲を兼ねた方剤とみなせる。シンプルに肺気虚ならば**生脈散・玉屏風散**の適応となるが、陰虚を兼ねれば**生脈散**を、風邪の考慮が必要な場合は**玉屏風散**が奏功する。風邪の考慮とは、例えば感冒との兼ね合いを意味する。咳は、肺ばかりでなく他の臓腑との関連もあり、腎虚を兼ねるものも多い。肺と腎を兼ねた咳には**味麦地黄丸**等を用いないと治まらないものがある。

問題④ 鎮咳平喘の剤・化痰中心（半夏厚朴湯　蘇子降気湯　小陥胸湯　苓甘姜味辛夏仁湯）

医科向けの漢方エキスを含めた四方剤、⑯半夏厚朴湯、蘇子降気湯、小陥胸湯、⑲苓甘姜味辛夏仁湯の構成生薬は以下のとおりである。構成生薬を参考に以下の問いに答えよ。

※構成生薬の後の数字は配合比。配合比はメーカーによって異なる場合があるので注意。

⑯半夏厚朴湯　：半夏６　茯苓５　厚朴３　蘇葉２　生姜１
蘇子降気湯　：半夏４　厚朴 2.5　蘇葉３　陳皮 2.5　大棗 1.5　生姜 0.5　当帰 2.5　前胡 2.5　桂皮 2.5　甘草１
小陥胸湯　：半夏２　黄連１　栝楼仁５
⑲苓甘姜味辛夏仁湯　：半夏４　茯苓４　杏仁４　甘草２　五味子３　乾姜２　細辛２

問1）上記、四つの処方の違いを端的に説明せよ。

問2）上記、四つの処方もまた咳に用いられる。構成生薬から咳のタイプの違いを説明せよ。

方剤の比較（代表的な漢方方剤に関する問題と解説）

問題④解答（鎮咳平喘の剤　化痰中心）

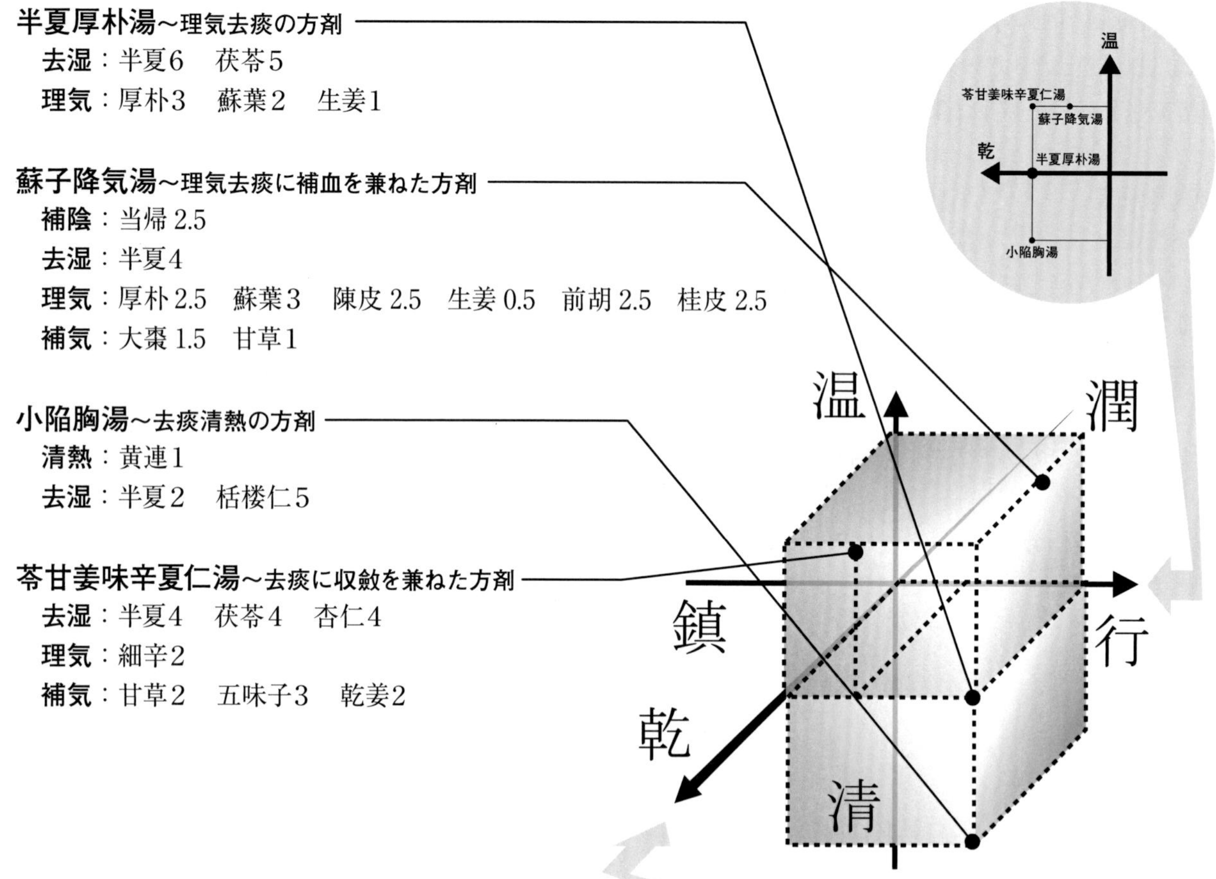

半夏厚朴湯～理気去痰の方剤
　去湿：半夏6　茯苓5
　理気：厚朴3　蘇葉2　生姜1

蘇子降気湯～理気去痰に補血を兼ねた方剤
　補陰：当帰2.5
　去湿：半夏4
　理気：厚朴2.5　蘇葉3　陳皮2.5　生姜0.5　前胡2.5　桂皮2.5
　補気：大棗1.5　甘草1

小陥胸湯～去痰清熱の方剤
　清熱：黄連1
　去湿：半夏2　栝楼仁5

苓甘姜味辛夏仁湯～去痰に収斂を兼ねた方剤
　去湿：半夏4　茯苓4　杏仁4
　理気：細辛2
　補気：甘草2　五味子3　乾姜2

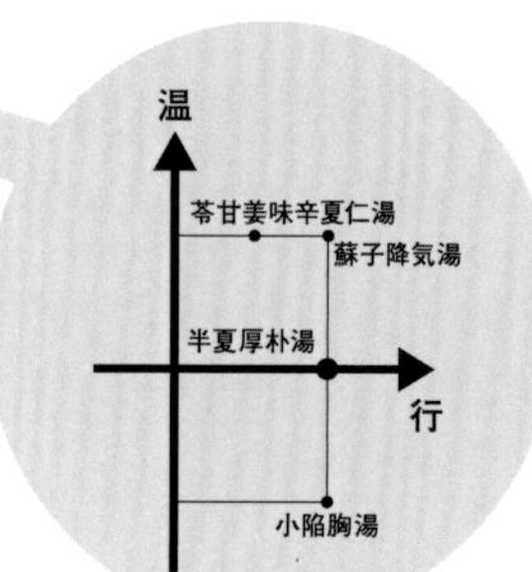

【解説】

慢性化した咳嗽は複数の病因が絡んで深く入り込んでゆき、病因は肺まで届く場合が多い。症状が「温まると咳が出る。咳の時赤い顔をしている。」など、熱邪への考慮を中心とした治療は問題②の方剤群から選択し、「風邪を引きやすい。疲れると咳が出る。」などの補気中心とした治療ならば、問題③の方剤群から選択する事になる。痰の絡みが強く、去痰を中心とした治療のうち、熱邪の関与が少ない場合の治療には上記の問題④の方剤群から選択する事となる。

のどや胸部に異物感を感じるのであれば**半夏厚朴湯**が適する。異物感に熱症状を兼ねる場合は**小陥胸湯**の方が適する。

症状が「冷えると咳が出る。咳の時に青白い顔をしている。」のど冷えによる咳とみなされる場合は、**蘇子降気湯・苓甘姜味辛夏仁湯**が適する。そのうち、痰が多いモノには**苓甘姜味辛夏仁湯**、「ストレスが多いと咳が出る。人前に出ると咳が止まらない。」など気鬱の考慮が必要で冷えのない場合は**蘇子降気湯**がよい。

問題⑤ 温清飲の剤(温清飲　荊芥連翹湯　柴胡清肝湯　竜胆瀉肝湯(一貫堂))

医科向けの漢方エキス、57温清飲、50荊芥連翹湯、80柴胡清肝湯、76竜胆瀉肝湯(一貫堂)の構成生薬は以下のとおりである。構成生薬を参考に以下の問いに答えよ。

※構成生薬の後の数字は配合比。配合比はメーカーによって異なる場合があるので注意。

57温清飲　：黄連 1.5　黄芩 1.5　黄柏 1.5　山梔子 1.5　当帰 3　地黄 3　芍薬 3　川芎 3

50荊芥連翹湯　：黄連 1.5　黄芩 1.5　黄柏 1.5　山梔子 1.5　当帰 1.5　地黄 1.5　芍薬 1.5　川芎 1.5　荊芥 1.5　白芷 1.5　枳実 1.5　柴胡 1.5　桔梗 1.5　防風 1.5　薄荷 1.5　連翹 1.5　甘草 1

80柴胡清肝湯　：黄連 1.5　黄芩 1.5　黄柏 1.5　山梔子 1.5　当帰 1.5　地黄 1.5　芍薬 1.5　川芎 1.5　柴胡 2　牛蒡子 1.5　栝楼根 1.5　桔梗 1.5　薄荷 1.5　連翹 1.5　甘草 1.5

76竜胆瀉肝湯(一貫堂)：黄連 1.5　黄芩 1.5　黄柏 1.5　山梔子 1.5　地黄 1.5　当帰 1.5　芍薬 1.5　川芎 1.5　竜胆 2　車前子 1.5　沢瀉 2　木通 1.5　浜防風 1.5　薄荷 1.5　連翹 1.5　甘草 1.5

問1) 上記、四つの処方の違いを端的に説明せよ。

問2) 上記、四つの処方は、皮膚や粘膜の掻痒症に用いる事ができる。どのタイプの掻痒症に用いるべきか説明せよ。

方剤の比較（代表的な漢方方剤に関する問題と解説）

問題⑤解答（温清飲の剤）

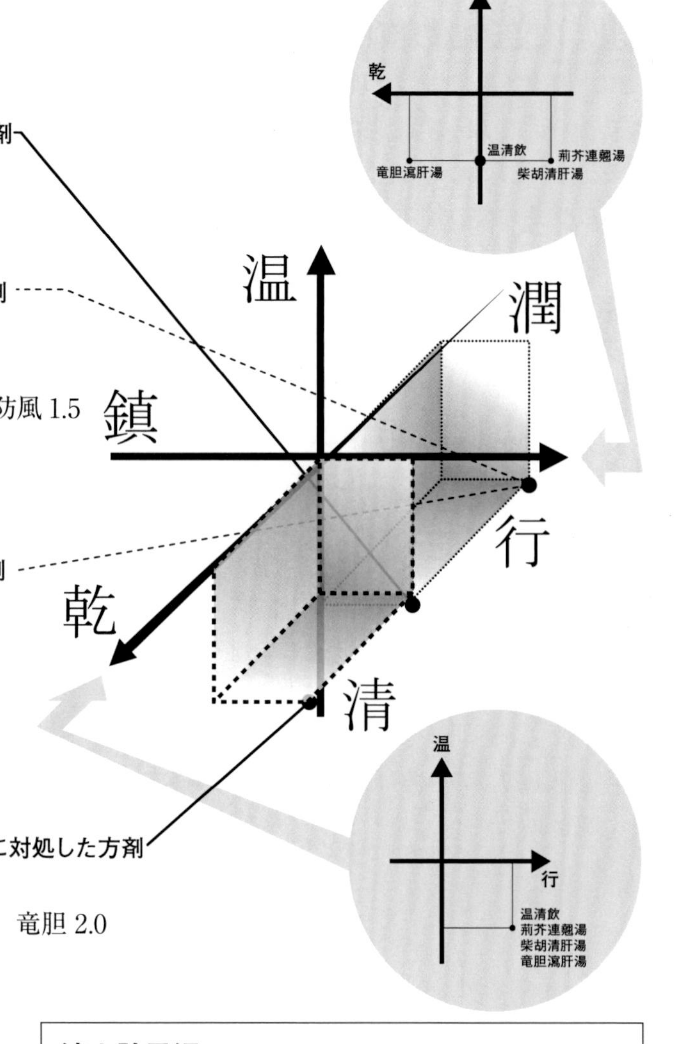

温清飲～血熱あるいは血虚を兼ねたものに対処した方剤
補血：地黄 3.0　当帰 3.0　芍薬 3.0　川芎 3.0
清熱：黄連 1.5　黄芩 1.5　黄柏 1.5　山梔子 1.5

荊芥連翹湯～風熱に血虚を兼ねたものに対処した方剤
補血：地黄 1.5　当帰 1.5　芍薬 1.5　川芎 1.5
清熱：黄連 1.5　黄芩 1.5　黄柏 1.5　山梔子 1.5
去風：荊芥 1.5　連翹 1.5　薄荷 1.5　白芷 1.5　防風 1.5
排膿：桔梗 1.5
理気：甘草 1.0　枳実 1.5　柴胡 1.5

柴胡清肝湯～風熱に血虚を兼ねたものに対処した方剤
補血：地黄 1.5　当帰 1.5　芍薬 1.5　川芎 1.5
清熱：黄連 1.5　黄芩 1.5　黄柏 1.5　山梔子 1.5
去風：薄荷 1.5　連翹 1.5　牛蒡子 1.5
排膿：栝楼根 1.5　桔梗 1.5
理気：甘草 1.5　柴胡 2.0

竜胆瀉肝湯（一貫堂）～風湿熱に血虚を兼ねたものに対処した方剤
補血：地黄 1.5　当帰 1.5　芍薬 1.5　川芎 1.5
清熱：黄連 1.5　黄芩 1.5　黄柏 1.5　山梔子 1.5　竜胆 2.0
去風：連翹 1.5　浜防風 1.5　薄荷 1.5
去湿：車前子 1.5　沢瀉 2.0
理気：甘草 1.5　木通 1.5

竜胆瀉肝湯（古いタイプ）～湿熱血虚に対処した方剤（参考）
補血：地黄 5.0　当帰 5.0
清熱：黄芩 3.0　山梔子 1.0　竜胆 1.0
去湿：車前子 3.0　沢瀉 3.0
理気：甘草 1.0　木通 5.0

清上防風湯　**（参考）**
補血：
清熱：黄芩 2.5　黄連 1.0　山梔子 2.5
去風：連翹 2.5　浜防風 2.5　白芷 2.5　荊芥 1.0
薄荷 1.0　川芎 2.5
去湿：桔梗 2.5
理気：枳実 1.0　甘草 1.0
※清上防風湯は四物湯を含まないのでジクジクした皮膚疾患に適する。

【解説】
清熱剤の黄連解毒湯と、補血剤の四物湯を合方すると**温清飲**となる。この方は元、婦人の不正出血（崩漏）を目標に作られた方剤である。後に男女を問わず、血熱や血虚化熱に用いられる。**温清飲**に去風薬と理気薬を加えたものが**荊芥連翹湯**であり**柴胡清肝湯**である。**荊芥連翹湯**は陽明胃経つまり身体前面部の疾患に、**柴胡清肝湯**は少陽胆経つまり身体側面部の疾患を目標に用いる。一貫堂は**荊芥連翹湯**を青年期の、**柴胡清肝湯**を年少期の体質改善に用いるという。さらに去湿薬を配合したものが**竜胆瀉肝湯**であり、少陽胆経と厥陰肝経の下部、つまり身体の内外側下半身の疾患に用いられる。一貫堂では壮年期の体質改善に用いる。ちなみに竜胆瀉肝湯（古いタイプ）は、構成生薬がかなり異なるが、処方意図はおおよそ同じと考えられ、類似疾患の中でより急性症に適する。

問題⑥ 婦人科三処方（当帰芍薬散　加味逍遥散　桂枝茯苓丸）

医科向けの漢方エキス、㉓当帰芍薬散、㉔加味逍遥散、㉕桂枝茯苓丸の構成生薬は以下のとおりである。構成生薬を参考に以下の問いに答えよ。

※構成生薬の後の数字は配合比。配合比はメーカーによって異なる場合があるので注意。

㉓当帰芍薬散：当帰３　芍薬４　川芎３　（白朮）４　茯苓４　沢瀉４
㉔加味逍遥散：当帰３　芍薬３　牡丹皮２　山梔子２　（白朮）３　茯苓３　柴胡３　甘草1.5　生姜１　薄荷１
㉕桂枝茯苓丸：芍薬３　牡丹皮３　桃仁３　桂皮３　茯苓３

問１）上記、三つの処方の違いを端的に説明せよ。

問２）上記、三つの処方は、冷え性に用いる事ができる。どのタイプの冷え性に用いるべきか説明せよ。

方剤の比較（代表的な漢方方剤に関する問題と解説）

問題⑥解答（婦人科三処方）

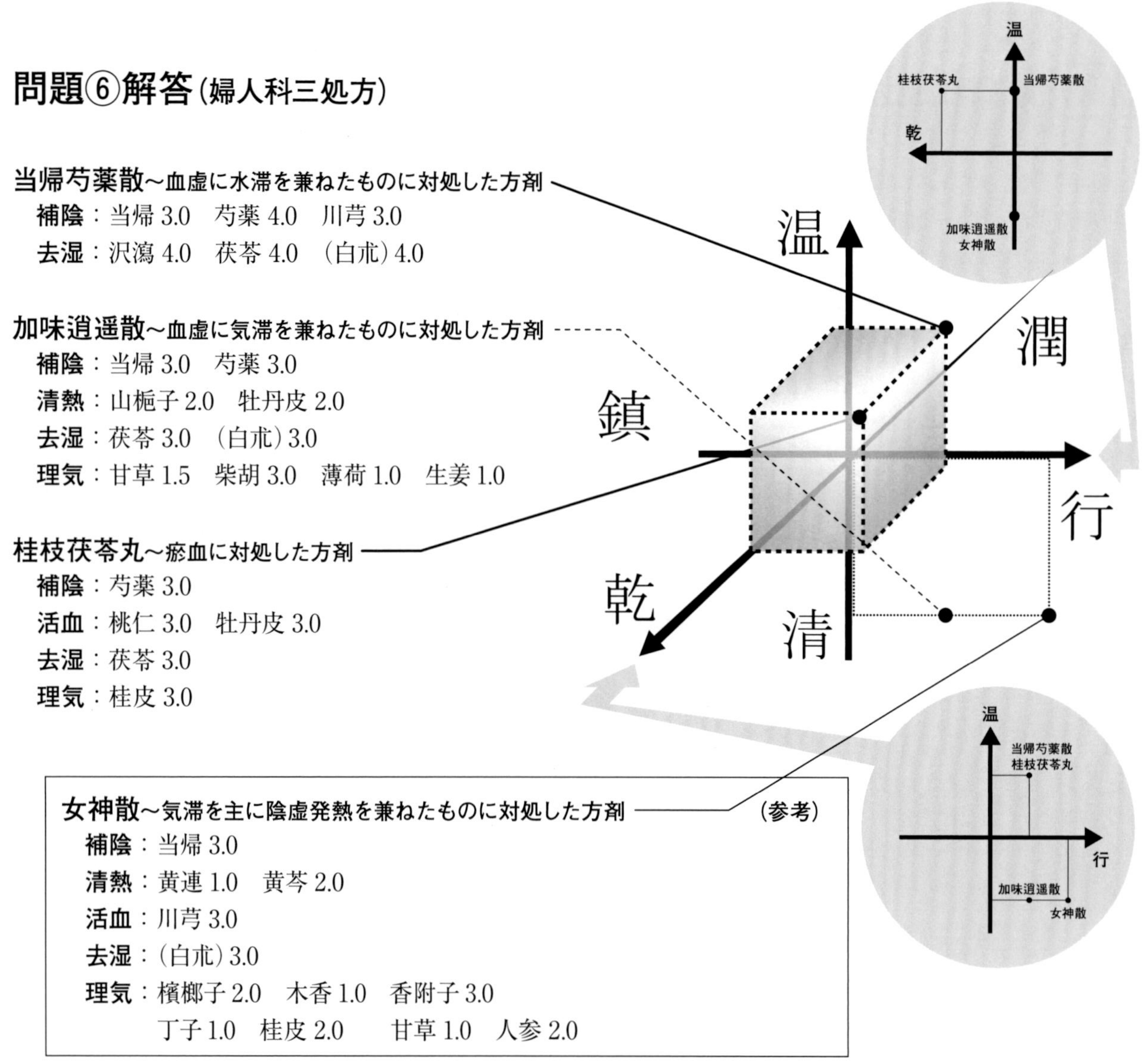

【解説】

メーカーの添付文書だけでは、区別のつき難い典型例に、婦人科三処方がある。エキス剤のナンバーも㉓・㉔・㉕と連番であり、添付文書にはすべて「更年期障害」と書いてあり、解説には「血の道症」とある。せいぜい体型の違いについて触れられているのが関の山。これでは区別がつかないので構成から考察する。

構成生薬を書き出してみると、**当帰芍薬散**には「去湿」の生薬が多く、**加味逍遥散**には「理気」の生薬が、**桂枝茯苓丸**には、「活血」の生薬が多く用いられている事がわかる。つまり、**当帰芍薬散**は「水」、**加味逍遥散**は「気」、**桂枝茯苓丸**は「血」に対するアプローチで、「血の道」症に対応している。更年期のよく似た症状でも病因が「気」「血」「水」のいずれかで対応を変えるべきであり、その判断は付帯症状で区別をつければよい。よく似た用法を持つ**女神散**は、さらに複雑な構成を持ち、「気」に対応する生薬が多く用いられている事が特徴である。ちなみに、「理気」と分類してある生薬は、さらに「行気」の檳榔子・木香・香附子、「温補」の丁子・桂皮、「補気」の人参・甘草と三つに細分類できる。つまり、理気の方剤に清熱薬・補血活血薬を加味した方剤が**女神散**と言える。上記の婦人科三処方よりも補気に重点をおいた処方構成なのである。婦人科三処方はいずれも末端の冷えに応用される。「気・血・水」いずれかの除去により行(めぐ)りが改善されれば癒える。

問題⑦ 活血剤(桂枝茯苓丸　腸癰湯　桃核承気湯　芎帰調血飲　通導散　大黄牡丹皮湯)

医科向けの漢方エキス、㉕桂枝茯苓丸、⑶⑵⑽腸癰湯、㉛桃核承気湯、⑵⑶⑽芎帰調血飲、⑽⑸通導散、㉝大黄牡丹皮湯の構成生薬は以下のとおりである。構成生薬を参考に以下の問いに答えよ。

※構成生薬の後の数字は配合比。配合比はメーカーによって異なる場合があるので注意。

㉕桂枝茯苓丸：芍薬3　牡丹皮3　桃仁3　桂皮3　茯苓3
320腸癰湯：冬瓜子6　薏苡仁9　牡丹皮4　桃仁5
61桃核承気湯：桂皮4　桃仁5　大黄3　芒硝0.9　甘草1.5
230芎帰調血飲：当帰2　川芎2　地黄2　白朮2　茯苓2　陳皮2　香附子2　牡丹皮2　大棗1.5
生姜1　甘草1　烏薬2　益母草1.5
105通導散：大黄3　芒硝1.8　蘇木2　紅花2　当帰3　甘草2　厚朴2　枳実3　陳皮2
木通2
㉝大黄牡丹皮湯：牡丹皮4　桃仁4　冬瓜子6　大黄2　芒硝1.8

問1）上記、六つの処方の違いを端的に説明せよ。

問2）上記、六つの処方は、様々な疼痛に用いる事ができる。どのタイプの痛みに用いるべきか説明せよ。

方剤の比較（代表的な漢方方剤に関する問題と解説）

問題⑦解答（活血剤）

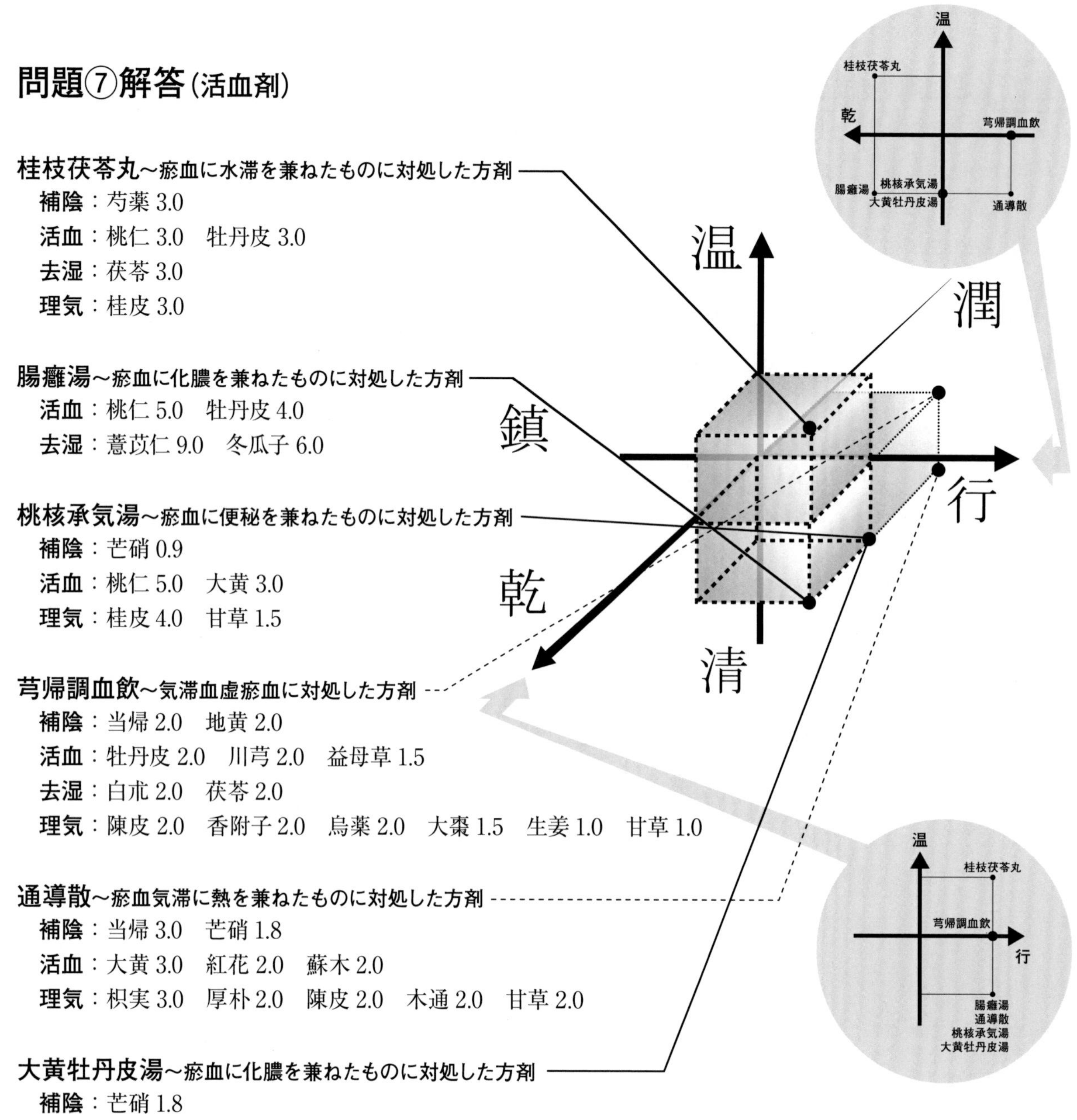

桂枝茯苓丸～瘀血に水滞を兼ねたものに対処した方剤
補陰：芍薬 3.0
活血：桃仁 3.0　牡丹皮 3.0
去湿：茯苓 3.0
理気：桂皮 3.0

腸癰湯～瘀血に化膿を兼ねたものに対処した方剤
活血：桃仁 5.0　牡丹皮 4.0
去湿：薏苡仁 9.0　冬瓜子 6.0

桃核承気湯～瘀血に便秘を兼ねたものに対処した方剤
補陰：芒硝 0.9
活血：桃仁 5.0　大黄 3.0
理気：桂皮 4.0　甘草 1.5

芎帰調血飲～気滞血虚瘀血に対処した方剤
補陰：当帰 2.0　地黄 2.0
活血：牡丹皮 2.0　川芎 2.0　益母草 1.5
去湿：白朮 2.0　茯苓 2.0
理気：陳皮 2.0　香附子 2.0　烏薬 2.0　大棗 1.5　生姜 1.0　甘草 1.0

通導散～瘀血気滞に熱を兼ねたものに対処した方剤
補陰：当帰 3.0　芒硝 1.8
活血：大黄 3.0　紅花 2.0　蘇木 2.0
理気：枳実 3.0　厚朴 2.0　陳皮 2.0　木通 2.0　甘草 2.0

大黄牡丹皮湯～瘀血に化膿を兼ねたものに対処した方剤
補陰：芒硝 1.8
活血：大黄 2.0　桃仁 4.0　牡丹皮 4.0
去湿：冬瓜子 6.0

【解説】

六処方とも活血の方剤で、瘀血の治療薬であるから、患部等の局部に紫斑や絲絡（※皮膚に浮かぶ糸みみず状の細かい血管）等を伴った、夜間増悪する刺痛に対処する方剤である。特に打撲痛は、瘀血に気滞が伴うので理気の生薬を配合した**通導散**が適応し、腫瘍など化膿を伴った疼痛には、排膿薬を配合した**腸癰湯・大黄牡丹皮湯**が適する。生理痛などによく見られる浮腫を伴った疼痛には**桂枝茯苓丸**が、血虚を伴った疼痛には**芎帰調血飲**が適する。膀胱に熱と瘀血が絡んだ疼痛や、瘀血が絡んだ便秘には**桃核承気湯**が用いられる。

問題⑧　祛風の剤(十味敗毒湯　荊防敗毒散　川芎茶調散　治頭瘡一方)

医科向けの漢方エキスを含めた四方剤、⑥十味敗毒湯、荊防敗毒散、⑫⑦川芎茶調散、㊾治頭瘡一方の構成生薬は以下のとおりである。構成生薬を参考に以下の問いに答えよ。

※構成生薬の後の数字は配合比。配合比はメーカーによって異なる場合があるので注意。

⑥十味敗毒湯　：桔梗3　茯苓3　生姜1　樸樕3　川芎3　荊芥1　防風1.5　甘草1　独活1.5　柴胡3
荊防敗毒散　：荊芥1.6　独活1.6　連翹1.6　川芎1.6　防風1.6　柴胡1.6　桔梗1.6
前胡1.6　羌活1.6　薄荷1.6　枳穀1.6　金銀花1.6　茯苓1.6　甘草0.8
⑫④川芎茶調散：香附子4　川芎3　荊芥2　薄荷2　白芷2　防風2　羌活2　茶葉1.5　甘草1.5
㊾治頭瘡一方　：連翹3　忍冬2　川芎3　荊芥1　防風2　甘草1　紅花1　大黄0.5　蒼朮3

問1）上記、四つの処方の違いを端的に説明せよ。

問2）上記、四つの処方は、風邪による様々な症状に用いる事ができる。どのような症状に用いるべきか説明せよ。

方剤の比較（代表的な漢方方剤に関する問題と解説）

問題⑧解答（祛風の剤）

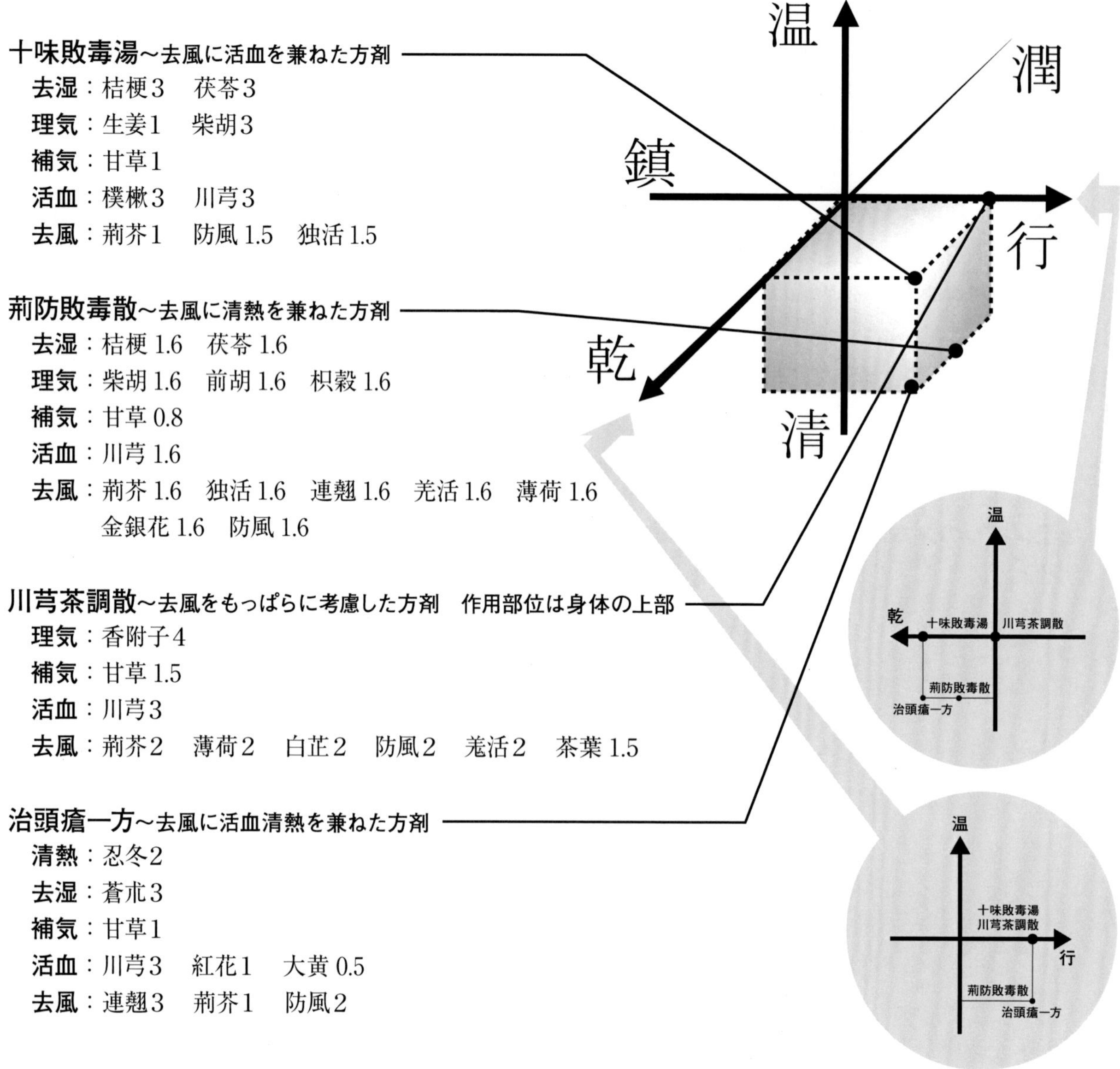

十味敗毒湯～去風に活血を兼ねた方剤

去湿：桔梗3　茯苓3
理気：生姜1　柴胡3
補気：甘草1
活血：樸樕3　川芎3
去風：荊芥1　防風1.5　独活1.5

荊防敗毒散～去風に清熱を兼ねた方剤

去湿：桔梗1.6　茯苓1.6
理気：柴胡1.6　前胡1.6　枳殻1.6
補気：甘草0.8
活血：川芎1.6
去風：荊芥1.6　独活1.6　連翹1.6　羌活1.6　薄荷1.6
金銀花1.6　防風1.6

川芎茶調散～去風をもっぱらに考慮した方剤　作用部位は身体の上部

理気：香附子4
補気：甘草1.5
活血：川芎3
去風：荊芥2　薄荷2　白芷2　防風2　羌活2　茶葉1.5

治頭瘡一方～去風に活血清熱を兼ねた方剤

清熱：忍冬2
去湿：蒼朮3
補気：甘草1
活血：川芎3　紅花1　大黄0.5
去風：連翹3　荊芥1　防風2

【解説】

四処方とも去風の方剤である。**敗毒散**の類は、中医の方剤解説を見ると扶正解表の剤として説明されている。裏を補いつつ表を解する方剤の例とされるが、**荊防敗毒散**も**十味敗毒湯**も補気の生薬をほとんど含まないので、解表つまり表に定着した風邪を除く方剤とみなせる。上記に挙げた四方剤ともに類似した去風の生薬を主に配合しており、比較的上部に好発する遊走性の痒み、痛み、しびれ等に用いられる。川芎・防風は身体上部に薬効を向かわせる引経作用を有するので、これらを重視した**川芎茶調散**・**治頭瘡一方**は頭部に用いる。**川芎茶調散**は頭痛、**治頭瘡一方**は頭のデキモノの治療薬として考案された。**十味敗毒湯**も**荊防敗毒散**も共にデキモノの治療薬として用いられるが、**十味敗毒湯**は活血重視、**荊防敗毒散**は清熱解毒重視の方剤である。解毒とは、熱と化膿を伴った腫れものを冷まして治す作用の事である。

問題⑨ 牡蛎竜骨の剤（桂枝加竜骨牡蛎湯　柴胡加竜骨牡蛎湯　柴胡桂枝乾姜湯）

医科向けの漢方エキス、㉖桂枝加竜骨牡蛎湯、⑫柴胡加竜骨牡蛎湯、⑪柴胡桂枝乾姜湯の構成生薬は以下のとおりである。構成生薬を参考に以下の問いに答えよ。

※構成生薬の後の数字は配合比。配合比はメーカーによって異なる場合があるので注意。

㉖桂枝加竜骨牡蛎湯：桂皮4　芍薬4　甘草2　生姜1.5　大棗4　竜骨3　牡蛎3
⑫柴胡加竜骨牡蛎湯：柴胡5　黄芩2.5　半夏4　人参2.5　生姜1　大棗2.5　桂皮3　茯苓3
竜骨2.5　牡蛎2.5
⑪柴胡桂枝乾姜湯　：柴胡6　黄芩3　乾姜2　甘草2　栝楼根3　桂皮3　牡蛎3

問1）上記、三つの処方の違いを端的に説明せよ。

問2）上記、三つの処方は、動悸や不安感など様々なメンタル症状に用いる事ができる。どのような症状に用いるべきか説明せよ。

方剤の比較（代表的な漢方方剤に関する問題と解説）

問題⑨解答（牡蛎竜骨の剤）

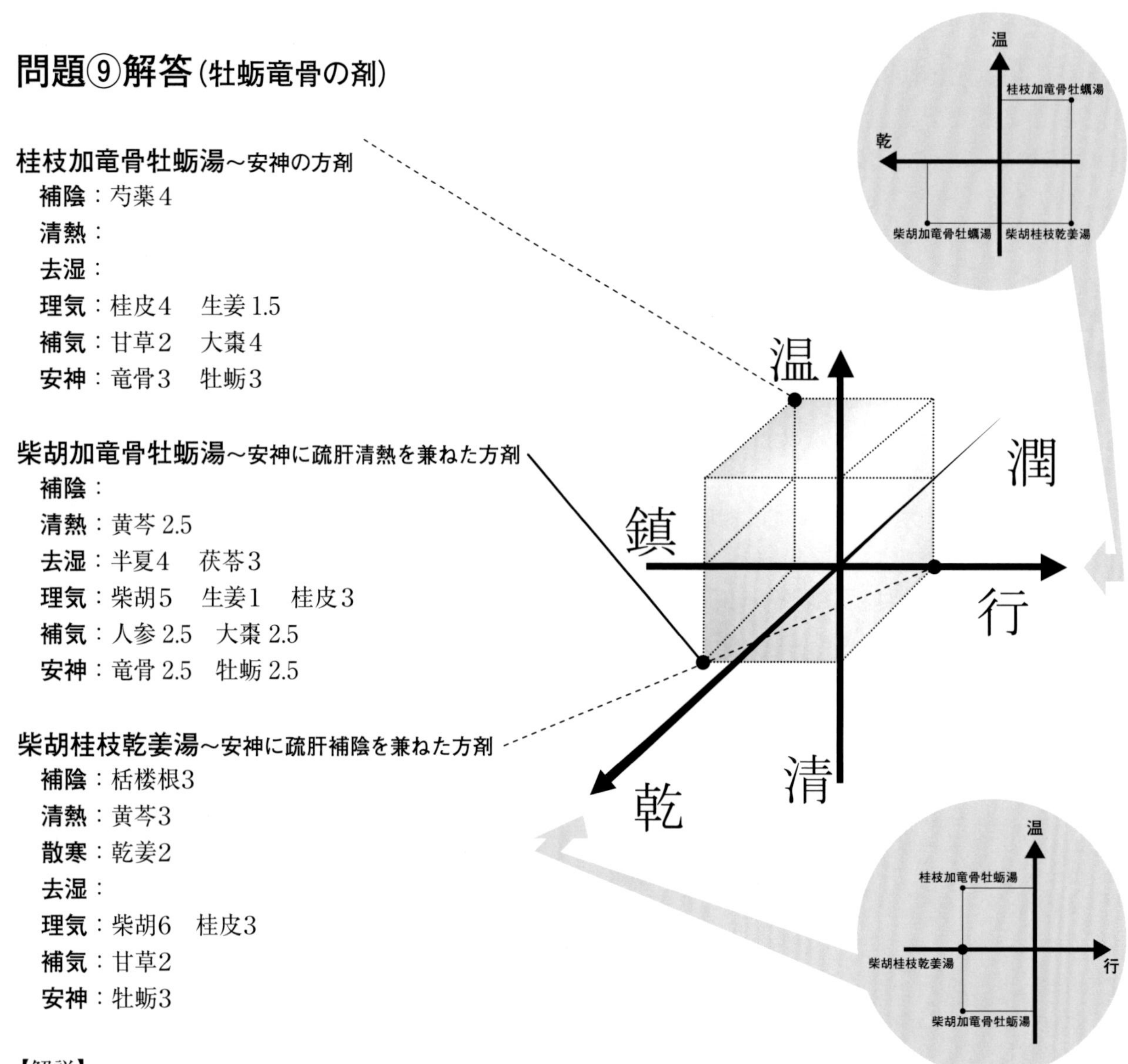

桂枝加竜骨牡蛎湯～安神の方剤
補陰：芍薬4
清熱：
去湿：
理気：桂皮4　生姜1.5
補気：甘草2　大棗4
安神：竜骨3　牡蛎3

柴胡加竜骨牡蛎湯～安神に疏肝清熱を兼ねた方剤
補陰：
清熱：黄芩2.5
去湿：半夏4　茯苓3
理気：柴胡5　生姜1　桂皮3
補気：人参2.5　大棗2.5
安神：竜骨2.5　牡蛎2.5

柴胡桂枝乾姜湯～安神に疏肝補陰を兼ねた方剤
補陰：栝楼根3
清熱：黄芩3
散寒：乾姜2
去湿：
理気：柴胡6　桂皮3
補気：甘草2
安神：牡蛎3

【解説】

大変分かりづらい三方剤である。方剤を比較解説した書籍を見ると、不眠や精力減退の症状に対し、虚症に桂枝加竜骨牡蛎湯、実証に柴胡加竜骨牡蛎湯、虚実中間に柴胡桂枝乾姜湯などと説明しているが、合点がいかない。虚症実証の定義が曖昧であるだけでなく、方剤の意図が明確でないからと思われる。メンタル面での判別なら、虚実などと表現しないで、「**柴胡剤はイライラ**」「**竜骨・牡蛎はクヨクヨ**」に用いると発想すると判別に便利である。イライラとは、焦躁感を持った怒りっぽい状態、あるいは表に現わさずとも、そのような感情が鬱積した状態である。クヨクヨとは考えても仕方ない事柄を繰り返し反芻するように考え悩む状態である。イライラとクヨクヨは、臨床上混在している事が多いが、イライラが強ければ、**四逆散・柴胡疏肝湯・加味逍遥散**などのシンプルな柴胡剤を選択し、クヨクヨが主だった状態なら、**桂枝加竜骨牡蛎湯**を選ぶ。イライラとクヨクヨが混在していたり、交互に繰り返すようなら**柴胡加竜骨牡蛎湯・柴胡桂枝乾姜湯**が奏功する。**柴胡加竜骨牡蛎湯**は湿邪がある場合、**柴胡桂枝乾姜湯**は陰虚のある場合に適する。

問題⑩ 関節痛(痺症)の剤(疎経活血湯　大防風湯　独活寄生丸　麻杏薏甘湯　二朮湯　桂枝加朮附湯　越婢加朮湯)

医科向けの漢方エキスを含めた七方剤、53疎経活血湯、97大防風湯、独活寄生丸、78麻杏薏甘湯、88二朮湯、⑱桂枝加朮附湯、㉘越婢加朮湯の構成生薬は以下のとおりである。構成生薬を参考に以下の問いに答えよ。
※構成生薬の後の数字は配合比。配合比はメーカーによって異なる場合があるので注意。

53疎経活血湯　：芍薬2.5　地黄2　川芎2　当帰2　桃仁2　牛膝1.5　茯苓2　蒼朮2　陳皮1.5　甘草1　生姜0.5　威霊仙1.5　羌活1.5　防已1.5　防風1.5　白芷1　竜胆1.5
97大防風湯　：地黄3　芍薬3　当帰3　人参1.5　(白朮)3　黄耆3　大棗1.5　乾姜1　牛膝1.5　杜仲3　附子1　甘草1.5　川芎2　羌活1.5　防風3
独活寄生丸　：独活1.5　茯苓1　地黄1　生姜1　牛膝1　防風1　芍薬1　桂皮1　甘草1　細辛1　川芎1　当帰1　桑寄生1　党参1　杜仲1　秦艽1
78麻杏薏甘湯　：薏苡仁10　杏仁3　麻黄4　甘草2
88二朮湯　：半夏4　蒼朮3　威霊仙2.5　黄芩2.5　香附子2.5　陳皮2.5　白朮2.5　茯苓2.5　甘草1　生姜1　天南星2.5　和羌活2.5
⑱桂枝加朮附湯：桂皮4　芍薬4　甘草2　生姜1　大棗4　(白朮)4　附子0.5
㉘越婢加朮湯　：麻黄6　石膏8　甘草2　大棗3　生姜1　(白朮)4

問1）上記、七つの処方の違いを端的に説明せよ。

問2）上記、七つの処方は、疼痛に用いる事ができる。どのタイプの痛みに用いるべきか説明せよ。

問題⑩解答（関節痛〔痺症〕の剤）

疎経活血湯～去風湿熱に補陰を兼ねた方剤
補陰：芍薬 2.5　地黄 2　当帰 2　甘草 1
活血：川芎 2　桃仁 2　牛膝 1.5
清熱：竜胆 1.5
去風湿：茯苓 2　蒼朮 2　威霊仙 1.5　防已 1.5　羌活 1.5　防風 1.5　白芷 1
理気：陳皮 1.5　生姜 0.5

大防風湯～去風寒湿に補気補陰を兼ねた方剤
補陰：地黄 3　芍薬 3　当帰 3　甘草 1.5
活血：川芎 2　牛膝 1.5
散寒：乾姜 1　附子 1
去風湿：（白朮）3　羌活 1.5　防風 3
補気：人参 1.5　黄耆 3　大棗 1.5　杜仲 3

独活寄生丸～去風寒湿に補腎を兼ねた方剤
補陰：地黄 1　芍薬 1　当帰 1
活血：牛膝 1　川芎 1
去風湿：茯苓 1　独活 1.5　防風 1　細辛 1
　桑寄生 1　秦艽 1
散寒：生姜 1　桂皮 1
補気：甘草 1　党参 1　杜仲 1

温　潤　鎮　行　乾　清

麻杏薏甘湯～去風湿重点の方剤
去風湿：薏苡仁 10　麻黄 4　杏仁 3
補気：甘草 2

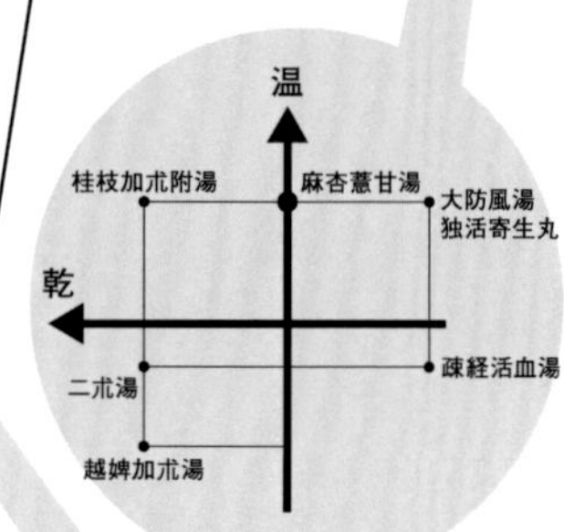

二朮湯～去風湿のうちさらに去湿重視の方剤
清熱：黄芩 2.5
去風湿：半夏 4　蒼朮 3　威霊仙 2.5　茯苓 2.5　天南星 2.5　和羌活 2.5
理気：香附子 2.5　陳皮 2.5　生姜 1
補気：甘草 1　白朮 2.5

桂枝加朮附湯～去寒湿重点の方剤
補陰：芍薬 4　甘草 2　大棗 4
散寒：附子 0.5　桂枝 4　生姜 1
去風湿：（白朮）4

越婢加朮湯～去湿熱重点の方剤
清熱：石膏 8
去風湿：麻黄 6　（白朮）4
散寒：生姜 1
補気：甘草 2　大棗 3

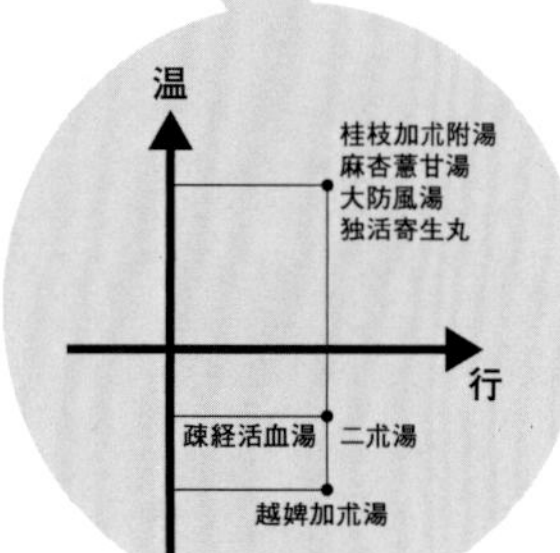

【解説】

痺症の定義は、古典的に言えば幅広いものであるが、近現代では関節炎・関節痛を示す事が多い。その原因は、風寒湿あるいは風湿熱などの病因が絡んだもので、風邪、湿邪、寒邪もしくは熱邪のいずれが強いかで症状が変わる。風邪が主となると、病位は比較的上半身であちこちに移動する。これを古典では行痺と呼ぶ。湿邪がメインとなると、病位は比較的下半身に現われ、症状は固定的で沈重感を伴った痛みを発する。これを着痺と称する。寒邪が主となると痛みは強く、冷えると痛みが悪化する。これは寒痺と呼ぶ。熱邪が主となれば、患部の熱感、腫れがひどく痛みも強い。熱痺である。痺症は長期化すると、元からの体質が複雑に絡み、肝が関連するとストレスで悪化し、腎が関連すると疲労や加齢が強く影響する。冷えとほてりも相互に転化し、複雑になるので治療が難しくなる。

痺症の初期や急性の症状は、素体（体質）の考慮よりも、風寒湿あるいは風湿熱の鑑別をしっかりしてなるべくシンプルな処方を選択する。寒熱がはっきりしない風湿主体なら**麻杏薏甘湯**を、寒湿が重点なら**桂枝加朮附湯**、湿熱重点には**越婢加朮湯**の類を選択する。風湿に気虚を兼ねたものには、紙面の都合上、前記には取り上げていなかった去風湿の基本方剤**防已黄耆湯**が適する。

症状が慢性化すると、さらにいろんな要因が絡んでくるので考慮が必要となる。寒熱に偏らず湿邪が強いものなら**二朮湯**が適する。**二朮湯**は理気薬を含むので肝絡みのストレス性の痛みにも適する側面を持つ。

慢性化により、風湿熱で陰虚と瘀血が絡むと**疎経活血湯**の出番である。風湿熱であるから、関節は赤く腫れて熱を持ち、瘀血が関与する事で患部が固定的で、夜間に増悪する傾向を示す。

風寒湿で気血両虚を兼ねるものは**大防風湯**が、腎虚を兼ねるものは**独活寄生丸**が有効である。気血両虚と腎虚は、両者とも虚の症状で疲労時に悪化するなどの共通点があり区別しづらいが、前者は上半身に症状が出やすく後者は下半身に集中するほかに、前者は不眠・動悸・情緒不安を伴う。対して後者は大小便の排泄異常を伴ったり、骨に痛みを感じるなどの差異が考えられる。しかし、血虚と腎虚は長期化すると併発する事が多いので、厳密な区別は難しくなる。

生薬気味一覧表

分類	生薬名		気　味	帰　経	寒熱	潤燥	行鎮	昇降散
解表・祛風	麻黄	まおう	辛・微苦・温	肺・膀胱	熱	燥	行	散
	桂枝	けいし	辛・甘・温	肺・心・脾・肝・腎・膀胱	温	平	行	散
	細辛	さいしん	辛・温	肺・腎	温	平	行	散
	荊芥	けいがい	辛・温	肺・肝	温	燥	行	散
	蘇葉	そよう	辛・温	肺・脾・胃	温	平	行	散
	白芷	びゃくし	辛・温	胃・大腸・肺	温	平	行	散
	羌活	きょうかつ	辛・苦・温	膀胱・肝・腎	温	大燥	行	散
	和羌活	わきょうかつ	辛・苦・温	膀胱・肝・腎	温	大燥	行	散
	生姜	しょうきょう	辛・温	肺・脾・胃	温	平	行	散
	防風	ぼうふう	辛・甘・微温	膀胱・肝・脾	微温	燥	行	散
	浜防風	はまぼうふう	辛・甘・微温	膀胱・肝・脾	微温	燥	行	散
	辛夷	しんい	辛・温	肺・胃	温	平	行	散
	葛根	かっこん	甘・辛・涼	脾・胃	涼	潤	行	散
	柴胡	さいこ	苦・微辛・微寒	肝・胆・心包・三焦	微寒	燥	行	散
	菊花	きくか	甘・微苦・微寒	肺・肝	微寒	燥	行	散
	升麻	しょうま	甘・辛・微寒	脾・胃・肺・大腸	微寒	燥	行	昇
	牛蒡子	ごぼうし	辛・苦・寒	肺・胃	寒	潤	行	散
	蟬退	せんたい	甘・寒	胃・大腸・肺	寒	燥	行	散
	薄荷	はっか	辛・涼	肺・肝	涼	潤	行	散
清熱	連翹	れんぎょう	苦・微寒	心・小腸	微寒	潤	行	散
	桑白皮	そうはくひ	甘・寒	肺	寒	燥	行	降
	忍冬	にんとう	甘・寒	肺・胃・心	寒	潤	行	散
	犀角	さいかく	苦酸鹹・寒	心・肝・胃	寒	潤	鎮	降
	石膏	せっこう	辛・甘・大寒	肺・胃	大寒	潤	鎮	降
	栝楼根	かろこん	甘・微苦・酸・微寒	肺・胃	微寒	潤	鎮	散
	紫根	しこん	甘・鹹・寒	心・肝	寒	潤	行	散
	黄芩	おうごん	苦・寒	肺・大腸・小腸・脾・胆	寒	燥	鎮	降
	黄連	おうれん	苦・寒	心・脾・胃・鹹・胆・大腸	寒	燥	鎮	降
	黄柏	おうばく	苦・寒	腎・胆・膀胱	寒	燥	鎮	降
	知母	ちも	苦・寒	肺・胃・腎	寒	潤	鎮	降
	竜胆	りゅうたん	苦・寒	肝・胆・膀胱	寒	燥	鎮	降
	山梔子	さんしし	苦・寒	心・肺・肝・胃・三焦	寒	燥	鎮	降
	牡丹皮	ぼたんぴ	苦・辛・微寒	心・肝・腎	微寒	平	行	降
	苦参	くじん	苦・寒	心・脾・大腸・小腸・肝・腎	寒	燥	行	降
	地骨皮	じこっぴ	甘・寒	肺・肝・腎	寒	平	鎮	降
散寒	附子	ぶし	大辛・大熱・有毒	十二経	大熱	燥	行	降
	桂皮	けいひ	辛・甘・大熱	肝・腎・心・脾・胃	大熱	燥	行	昇
	乾姜	かんきょう	大辛・大熱	心・肺・脾・胃	大熱	燥	行	散
	呉茱萸	ごしゅゆ	辛・苦・熱・小毒	肝・腎・脾・胃	熱	平	行	降
	良姜	りょうきょう	辛・熱	脾・胃	熱	燥	行	降
	茴香	ういきょう	辛・温	肝・腎・脾・胃	温	平	行	降
	丁子	ちょうじ	辛・温	肺・脾・胃・腎	温	燥	行	降
	杜仲	とちゅう	甘微辛・温	肝・腎	温	燥	鎮	平
瀉下	大黄	だいおう	苦・寒	脾・胃・肝・心包・大腸	寒	燥	行	降
	芒硝	ぼうしょう	鹹苦・寒	胃・大腸・三焦	寒	潤	行	降
	麻子仁	ましにん	甘・平	脾・胃・大腸	温	潤	行	降
利水	猪苓	ちょれい	甘淡・平	腎・膀胱	平	燥	行	降
	茯苓	ぶくりょう	甘淡・平	心・脾・肺・腎	平	燥	鎮	降
	沢瀉	たくしゃ	甘鹹・寒	腎・膀胱	寒	燥	行	降
	車前子	しゃぜんし	甘・寒	肝・腎・小腸	寒	燥	行	降
	滑石	かっせき	甘・寒	胃・膀胱	寒	潤	行	降
	薏苡仁	よくいにん	甘・微寒	脾・胃	微寒	燥	行	平
	茵蔯蒿	いんちんこう	苦・微寒	膀胱	微寒	燥	行	散
	防己	ぼうい	大苦辛・寒	膀胱	寒	燥	行	散
去湿	蒼朮	そうじゅつ	辛苦・温	脾・胃	温	燥	行	散
	独活	どっかつ	辛・温	腎	温	燥	行	散
	威霊仙	いれいせん	辛鹹・温	膀胱	温	燥	行	散
化痰	半夏	はんげ	辛・温・毒	脾・胃	温	燥	行	降
	貝母	ばいも	苦甘・微寒	心・肺	微寒	潤	行	降
	天南星	てんなんしょう	苦辛・温・大毒	肺・肝・脾	温	燥	行	降
	前胡	ぜんこ	苦辛・微寒	肺・脾	微寒	燥	鎮	降
	桔梗	ききょう	苦辛・微温	肺	微温	平	行	降

分類	生薬名		気　味	帰　　経	寒熱	潤燥	行鎮	昇降散
化痰	栝楼仁	かろにん	甘・寒	肺・胃・大腸	寒	潤	鎮	降
	竹筎	ちくじょ	甘・微寒	肺・胃・肝	微寒	潤	鎮	降
	冬瓜子	とうがし	甘・寒	肺・小腸	寒	潤	行	降
	枇杷葉	びわよう	苦・平	肺・胃	平	潤	鎮	降
	杏仁	きょうにん	苦・温・小毒	肺・大腸	温	潤	鎮	降
行気	枳実	きじつ	苦酸・微寒	脾・胃	微寒	潤	行	降
	陳皮	ちんぴ	辛苦・温	脾・肺	温	潤	行	降
	橘皮	きっぴ	辛苦・温	脾・肺	温	潤	行	降
	厚朴	こうぼく	苦辛・温	脾・胃・大腸	温	燥	行	降
	香附子	こうぶし	辛微苦甘・平	肝・三焦	平	燥	行	降
	縮砂	しゅくしゃ	辛・温	脾・胃・腎	温	燥	行	降
	木香	もっこう	辛苦・温	肺・肝・脾	温	燥	行	降
	木通	もくつう	苦・寒	心・小腸・膀胱	寒	燥	行	降
	烏薬	うやく	辛・温	脾・胃・肺・腎	温	平	行	降
理血	桃仁	とうにん	苦甘・平	心・肝	平	潤	行	降
	紅花	こうか	辛・温	心・肝	温	平	行	降
	川芎	せんきゅう	辛・温	肝・胆・心包絡	温	潤	行	昇
	川骨	せんこつ	甘・寒		寒	燥	行	降
	樸樕	ぼくそく	苦・平		平	燥	行	散
	蘇木	そぼく	甘鹹・平	心・肝・脾	平	燥	行	散
	延胡索	えんごさく	辛微苦・微温	肺・肝・脾	微温	平	行	散
	益母草	やくもそう	辛苦・微寒	肝・心包絡	微寒	燥	行	燥
	牛膝	ごしつ	苦酸・平	肝・腎	平	潤	行	降
止血	艾葉	がいよう	苦・微温	肝・脾・腎	微温	平	鎮	降
	阿膠	あきょう	甘・平	肺・肝・腎	平	潤	鎮	降
消導	山査子	さんざし	酸甘・微温	脾・胃・肝	微温	燥	行	
	麦芽	ばくが	鹹・温	脾・胃	温	潤	行	降
補気	黄耆	おうぎ	甘・温	脾・肺	温	平	行	昇
	人参	にんじん	甘微苦・微温	脾・肺	微温	潤	行	昇
	粳米	こうべい	甘淡・平	脾・胃	平	潤	鎮	平
	白朮	びゃくじゅつ	甘苦・微温	脾・胃	微温	燥	行	昇
	山薬	さんやく	甘・平	脾・胃・肺・腎	平	潤	鎮	渋
	甘草	かんぞう	甘・平	十二経	涼	潤	鎮	平
	炙甘草	しゃかんぞう	甘・平	十二経	平	平	鎮	平
	膠飴	こうい	甘・微温	脾・胃・肺	微温	潤	鎮	降
	大棗	たいそう	甘・平	脾・胃	平	潤	鎮	平
補血	地黄	じおう	甘苦・寒	心・小腸・肝・腎	寒	潤	鎮	降
	当帰	とうき	甘辛・温	心・肝・脾	温	潤	行	昇
	芍薬	しゃくやく	苦酸・微寒	肝・脾	微寒	潤	鎮	降
	竜眼肉	りゅうがんにく	甘・平	心・脾	平	潤	鎮	渋
	何首烏	かしゅう	苦甘渋・微温	肝・腎	微温	潤	鎮	平
滋陰	麦門冬	ばくもんどう	甘微苦・微寒	心・肺・胃	微寒	潤	鎮	降
	天門冬	てんもんどう	甘苦・寒	心・腎	寒	潤	鎮	降
	胡麻	ごま	甘・平	肝・腎	平	潤	行	降
	百合	びゃくごう	甘苦・平	心・肺	平	潤	行	降
安神	酸棗仁	さんそうにん	甘・平	心・肝・胆	平	潤	鎮	平
	蓮肉	れんにく	甘渋・平	心・痺・腎	平	潤	鎮	渋
	竜骨	りゅうこつ	甘渋・平	肝・腎・心	平	潤	鎮	渋
	牡蛎	ぼれい	鹹渋・微寒	肝・腎	微寒	潤	鎮	渋
	遠志	おんじ	苦・温	心・腎	温	潤	鎮	降
	小麦	しょうばく	甘鹹・涼	心	涼	平	鎮	渋
収渋	五味子	ごみし	酸鹹・温	肺・腎	温	潤	鎮	渋
	山茱萸	さんしゅゆ	酸渋・微温	肝・腎	微温	潤	鎮	渋
熄風	釣藤鈎	ちょうとうこう	甘・寒	肝・心包絡	寒	燥	鎮	散
	天麻	てんま	辛・平	肝	平	燥	鎮	降
	蒺莉子	しつりし	苦辛・平	肝	平	潤	行	降
駆虫	檳榔子	びんろうじ	苦辛渋・温	胃・大腸	温	燥	行	降
	山椒	さんしょう	辛・温・毒	肺・胃・腎	温	燥	行	散
開竅	牛黄	ごおう	苦甘・寒	心・肝	寒	燥	行	散
	麝香	じゃこう	辛・温	十二経	温	燥	行	散
去暑	茶葉	ちゃよう	苦・微甘・微寒	心・肺・肝・腎・脾・胃	微寒	潤	鎮	降
	藿香	かっこう	辛・微温	肺・脾・胃	微温	燥	行	降

寒熱対比：大寒＞寒＞微寒＞涼＜平＜微温＜温＜熱＜大熱　　参考：『中医臨床のための中薬学』

漢方処方解読マニュアル［改訂版］

2023年11月10日　第1刷発行
2024年 7月 7日　第4刷発行

編　者　金 兌勝（東海東医学研究会）

発行所　株式会社ライフメディコム

〒451-0044　名古屋市西区菊井二丁目25-18
TEL 052-571-5559（代）

発売元　株式会社三恵社

ISBN 978-4-86693-852-3